让孩子
再高厘米

唐维兵 顾威 刘倩琦 | 主编

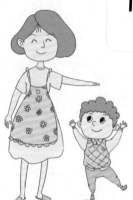

扫一扫，
50道长高营养餐跟着做

江苏凤凰科学技术出版社 · 南京

图书在版编目（CIP）数据

让孩子再高 10 厘米 / 唐维兵，顾威，刘倩琦主编 .—南京：江苏凤凰科学技术出版社，2023.05
（汉竹·亲亲乐读系列）
ISBN 978-7-5713-2413-1

Ⅰ.①让… Ⅱ.①唐…②顾…③刘… Ⅲ.①身高 – 生长发育 Ⅳ.① R339.31

中国版本图书馆 CIP 数据核字（2021）第 195795 号

中国健康生活图书实力品牌

让孩子再高10厘米

主　　　编	唐维兵　顾　威　刘倩琦	
责 任 编 辑	刘玉锋	
特 邀 编 辑	陈　岑	
责 任 校 对	仲　敏	
责 任 监 制	刘文洋	

出 版 发 行	江苏凤凰科学技术出版社
出版社地址	南京市湖南路 1 号 A 楼 , 邮编：210009
出版社网址	http://www.pspress.cn
印　　　刷	合肥精艺印刷有限公司

开　　　本	889 mm×1 194 mm　1/32
印　　　张	6
字　　　数	140 000
版　　　次	2023 年 5 月第 1 版
印　　　次	2023 年 5 月第 1 次印刷

标 准 书 号	ISBN 978-7-5713-2413-1
定　　　价	49.80 元

主编

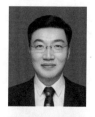

唐维兵

南京医科大学附属儿童医院临床营养科主任、
新生儿外科主任
教授、主任医师
注册营养师

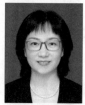

顾威

南京医科大学附属儿童医院内分泌科主任
主任医师

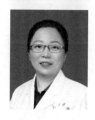

刘倩琦

南京医科大学附属儿童医院儿童保健科主任
副教授、主任医师

副主编

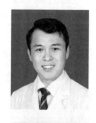

刘长伟

南京医科大学附属儿童医院临床营养科副主任医师
注册营养师

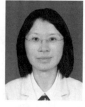

潘键

南京医科大学附属儿童医院临床营养科、消化科
主任医师
注册营养师

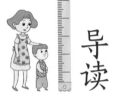

导读

　　如果父母双方身高都不高，或孩子出生后身高低于同龄人，那么下一代的身高问题，可以说是这部分家长常见的一个"焦虑点"了。这种焦虑可能会一直持续到孩子青春期结束、身高定型。而对于孩子的身高，很多父母除了给孩子补钙、喝牛奶以外，似乎没有什么更好的办法。其实孩子的身高管理不单单是遗传和补钙，而是一项全面、系统的工作。

　　孩子的最终身高，遗传大约占70%（靶身高），后天大约占30%，但千万不要小看后天这30%，它往往是孩子最终身高的决定因素。如靶身高170厘米的孩子，只要后天身高管理做得好，完全可以长到180厘米，反之，则可能只有160厘米。

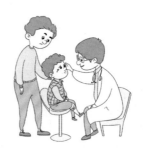

　　本书由南京医科大学附属儿童医院临床营养科、内分泌科、儿童保健科专家共同打造，图文结合、阅读轻松。书中的内容都是作者结合儿童医院最近几年的临床实践，用浅显的语言帮助家长了解孩子长高的关键是什么。当家长真正了解了科学长高的秘密以后，焦虑自然就不存在了。

　　书中详细介绍了如何通过对日常饮食、睡眠、运动、情绪、内分泌方面的管理，打破孩子身高"天花板"，给的方法简单好用，家长只要照着做就行。在书中，作者也解答了家长非常关心的性早熟和外用生长激素方面的问题。

　　只要父母做好孩子的身高管理，孩子不仅能健康成长，还可能多长高10厘米，为人生赢得更多可能性。

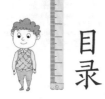

目 录

第1章　每个孩子都有可能比预期多长10厘米

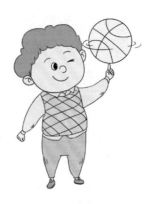

第2章 长高吃什么，怎么吃

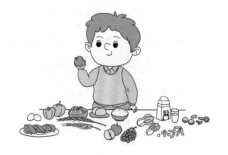

第3章 边睡边长，睡好了长得高

第4章 爱运动的孩子身高不掉队

第**5**章　心情愉悦是长高的阳光雨露

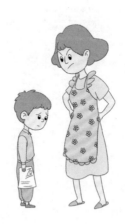

第6章 解决小病痛，调好内分泌，健康的身体节节高

附录

第1章

每个孩子都有可能比预期多长10厘米

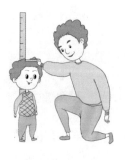

身高固然有遗传的因素，但是饮食、睡眠、运动、情绪等因素都会影响孩子长高，父母为孩子做好身高管理，后天的积极因素也会助力孩子长高。

拥有理想身高，
人生才不会被轻易设限

　　生长发育最外在的表现就是身高，因为身高本身就是孩子的一种"能力"，一种"资源"，在学习、就业、婚姻等方面对孩子都有较大影响，所以父母也都希望孩子拥有理想的身高，这样可以让孩子拥有更多的优势。

在校学习，更自信

　　当家长给孩子讲励志故事的时候，常会讲到一些身材不高却拥有伟大成就的人物，比如拿破仑。而现实情况则是：在安排座位、队列时，较高的孩子总是能引人注意；学校里的一些活动也会"偏爱"高一点的孩子，随着孩子年级升高，各种表现自我的场合也会越来越多，身材挺拔的孩子自然更受瞩目，他们能够在外界得到的这些信息中收获对自己的肯定，充满自信，这对孩子的成长来说，是一种天然的动力。

🔥 考大学，选择空间更大

现在的孩子越来越有独立精神，在大学专业的选择上也更有主见，可是，不少专业在招生计划中是有明确的身高要求的，很多父母在孩子高考前一两年才关注孩子身高的问题，往往已经来不及了。

不同专业对身高的要求

专业	身高要求
军事相关专业	军事类院校与征兵一样，许多专业也有相应的身高的最低标准，即男生160厘米，女生158厘米，对于一些特殊的兵种，身高要求更高
空乘专业	飞机的舱内高度是有标准的，乘务员必须在起飞前检查并确保储物柜处于关闭状态，而低于规定身高的人可能无法做到上述要求。另一方面，乘务人员良好的形象也是服务质量的一种体现。多数的院校的乘务专业会要求男生身高174厘米以上，女生165厘米以上
医学专业	医学类对身高要求比较严苛的专业分为两类：第一类是法医学专业，如一些医科大学的法医学要求男生身高在170厘米以上，女生在160厘米以上；第二类是护理专业，一般该专业要求女生身高必须高于156厘米，男生165厘米以上
艺术专业	舞蹈、播音主持、表演以及音乐等注重考生仪容仪表的艺术类专业都把身高作为报考条件之一

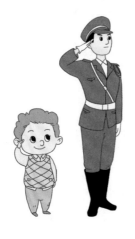

成为军人是很多孩子的梦想，帮助孩子顺时成长，就是帮他靠近自己的梦想。

择业，更有竞争优势

社会学家发现，身高会引起工资和就业的差异。虽然在现今的劳动市场，体力已经不再是一个重要的因素，但不管怎样，更高的人会被认为身体素质更好。除此之外，高个子更具有威严，在谈判和协商时更有优势，所以从工作效率、社交能力等角度考虑，身高理想的人往往拥有更强的职场竞争能力。

恋爱婚姻的"硬指标"

即便是物质条件比较丰富的当今社会，配偶的身高依然是恋爱婚姻的"硬指标"，如果身高不理想，通常其他方面需更优秀，才有较大概率找到心仪的伴侣。虽然说爱情需要的是缘分，但是两个人在陌生状态相遇，首先看谈吐、容貌、身高这些第一印象，然后才会进一步了解对方的性格、兴趣、爱好等内在修养。

走出认知误区，
别让"高迷心窍"耽误孩子长高

笔者在儿童保健科和内分泌科门诊中接触了很多家长，得出一个相对矛盾的结论——家长都十分关注孩子的身高，但是却很少对孩子长高有一个科学、系统的认知。如果在错误的道路上"努力"就会耽误孩子的生长时机，到时候必然悔不当初。父母改变对孩子的身高认知是为孩子进行身高管理第一步。扫除错误观点，才能帮助孩子顺利长高。

🔥 误区一：父母高，孩子自然不会矮

"现在的孩子，营养肯定是不缺的，那身高只能靠遗传了，父母高的孩子肯定就高，父母矮的孩子肯定就矮。"

虽然身高跟遗传有很大关系，但是，不是全部由遗传来决定。遗传因素决定孩子将来身高的约70%，后天因素决定孩子身高的约30%。而这30%往往是起最终的决定性作用的。

🔥 误区二：坚持喝牛奶，孩子就能长高

"长高就是补钙，以前的孩子长不高就是因为不重视喝牛奶，坚持喝奶一定能长高。"

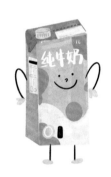

牛奶营养丰富，可作为饮食的组成部分，是补钙的良好食材，但是钙只是营养需求的一部分，只有满足了其他各种营养素需求，以及除饮食外的运动、睡眠、心理健康等，孩子才能顺利长高。每天饮用1~2杯奶是有助于孩子长高的，但并不意味着奶喝得越多，孩子就能长得越高，过多的奶类摄入反而会增加肥胖的风险，不利于孩子的长高。

🔥 误区三：能吃等于长得快

"孩子就是要能吃、多吃，吃得多，就一定长得高、长得壮。"

家长尤其是老一辈的家长，对孩子成长的一个重要衡量标准就是"吃得多"。认为孩子吃多了，没关系，吃得多长得快；孩子胖嘟嘟的，也没关系，小时候胖点好看，长大自然会变瘦。实际上，肥胖已经成为威胁青少年健康的主要原因之一，世界卫生组织把肥胖定义为疾病是有其道理的。肥胖对骨骼和心血管系统会造成不良影响，肥胖还可能促进雌激素的分泌，增加女孩性早熟的风险，进而可能会影响到最终身高。

⬥ 误区四：不着急，孩子还没到"拔节"的时候

> "孩子才多大，矮点没关系，过两年自然就好了。"

　　孩子在生长发育的不同阶段，身高的增长都是有规律的，只要在某一个阶段身高增长出了问题，家长就应该马上寻找原因，然后解决它，而不是寄希望于以后。孩子的身高虽然也有短暂停滞后的"补偿式"长高，但这属于少数情况，而且大多是孩子患病或者其他健康问题康复后的生长。

⬥ 误区五：男孩"二十三，蹿一蹿"，很正常

> "女孩子到了青春期就不容易长高了，但男孩子到了二十三还是能长高的，完全不用着急。"

　　孩子的身高管理要从小开始，家长不能一直抱有"我以为他还能长呢""男孩子，二十三，蹿一蹿，急什么"的幻想。等到最后孩子身高不理想，后悔可就来不及了。很多家长一方面出于对孩子自尊心的保护，另一方面心里也寄希望孩子"以后能长高"，导致在家里提孩子的身高甚至成为一种"忌讳"。但是孩子毕竟不是一直在家庭环境下成长，他总要走向学校、走向社会，身高问题，他总要去面对。

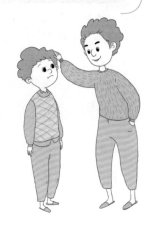

帮孩子长高，
从规律记录身高开始

对于孩子的身高管理来说，精准测量至关重要。虽然家长越来越重视孩子的身高问题，家中常备身高表，但如果不是通过正确且规律的身高测量，往往不能准确把握孩子的身高，易产生错误判断。

🔥 在家长忽视中流失的长高机会

在家长因为孩子身高的问题去就诊或者咨询的时候，医生们经常会遇到这种让人哭笑不得的情况。

家长：大夫我家的孩子长得太慢了，比他同学都矮半个头了。

医生：那孩子什么时候开始长得慢了呢？

家长：这个……我还真没特别注意。

医生：那孩子最近半年长了几厘米呢？

家长：这个……我没特意量过……

医生：那孩子出生时候的身高和体重呢？

家长：出生还要量身高啊？我不知道，我只知道当时的体重是6斤4两。

医生：你这个家长，一问三不知啊……

看这个对话，是不是觉得这个家长对孩子的具体身高一点也不了解。但是再想一下自己，是不是觉得自己和这个家长也很像？

建议家长们在家里挂一张孩子身高、体重百分位图，每1~3个月给孩子量一次身高、体重，建立长高档案，以便随时发现孩子生长发育过程中可能出现的身高、体重问题。

正确量身高和估算生长速度

从出生开始，父母就应该规律地记录孩子的身高，这是给孩子做身高管理的基础，也是每个父母都应该掌握的基本技能。定期测量身高，必要时每1~2个月量一次身高，每次量2~3遍，取平均值，然后再计算出孩子长高了多少。

如何测量婴幼儿的身长

婴幼儿喜欢乱动又不容易控制，父母在家很难量准，应尽量到专业医疗机构，由专业人员进行测量。如果想在家粗略测量，可2~3人配合测量。测量身长可以选固定的台面，如长条桌子、长茶几等，把宝宝仰卧位平放在台面上。在宝宝头顶部位和脚后跟部位的台面上分别放　本节。一个人把宝宝的头部固定，使其两只耳朵和台面的距离一样高，另一个人固定宝宝的腿部，使膝关节伸直，踝关节呈90度。第三个人用一个尺子进行测量。

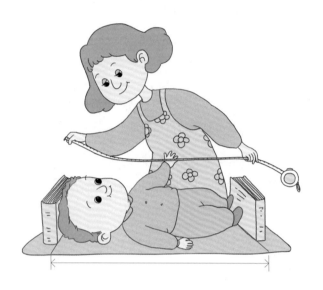

1.一只手压住宝宝的膝盖，使宝宝腘窝和台面接触；另一只手压住宝宝的踝关节，使宝宝的脚后跟和台面接触。准备两本书。

2.一本书的一边接触台面，一边接触宝宝的头顶。在和头顶垂直台面的书本处画一条线。

3.另一本放宝宝脚底，在和脚后跟垂直台面的书本处也画一条线。用量尺测量一下宝宝自头顶到脚后跟两条线之间的距离，测量出的长度即为宝宝身长。

🍃 3岁以后站着量身高

　　一般孩子3岁后可以采取站立的姿势来量身高，身高量取会更准确一些。很多家庭都会在墙上贴上身高测量尺，帮助测量和记录孩子身高，既方便准确，又充满乐趣，让孩子愿意自觉去量身高。量的时候双脚并拢，两足成45度，枕部、后背、臀部、足跟紧贴在墙上，头部端正，两眼平视，家长在孩子头上放一本书或者直角尺子，就可以比较准确的量出身高。3岁以后，一般3个月左右量一次身高。

量身高注意三个"固定"

一些家长在量孩子身高的时候担心误差比较大，起不到准确记录的作用，这是一个十分正常并且普遍的问题，家长不必为此焦虑，除了可以多量几次取平均值以外，还可以采取三个"固定"的方法，来保证测量的准确性。

固定时间间隔测量

比如0~1岁的宝宝可以每2周量一次身长；1~3岁可以每月量一次身高；3岁以上可以每2个月或者3个月量一次身高。固定的时间间隔量身高可以让监测孩子的生长曲线更准确，更具代表意义。

固定时间测量

这里说的固定时间，是指一天当中的几点钟。人在每天的不同时间身高是不同的，脊柱的长度和弯曲度、足弓的曲度等都会影响身高。一般来说，人早晨的身高会相对高一点，晚上会稍微矮一点。所以，每次测量身高，都应该选择当日的固定时间，这样可以减少身高测量的误差。

固定工具测量

不同的测量工具，因为使用方法的不同，测量出来的结果也会有差异，所以给孩子量身高，最好使用固定的工具，这样可以减少因使用不同工具造成的误差。比如3岁以上的孩子可以在家里的某个位置贴上身高贴纸，每次都用这个贴纸测量。

生长速度才是硬道理

除了与同龄儿童相比所处的百分位之外，孩子的生长速度也是一项重要指标。每一个阶段，孩子的身高、体重都在正常范围内增加，才是健康长高的金标准。生长曲线略缓，但还在正常范围内，意味着父母可以通过饮食调养，生活习惯调整来帮助孩子长高；但是生长曲线明显下滑或停滞，这很可能是孩子营养摄入不足或身体存在潜在疾病的信号，家长应立即带其去做检查。

因为绝对身高受遗传因素影响较大，身高自然有差距，但生长速度却是有一定规律的。如果偏离了这些规律，可能是一些慢性疾病（如内分泌、遗传代谢性疾病等）在"作祟"，家长一定要赶紧带孩子去医院检查、确诊。当然，孩子在不同阶段、不同季节，生长的速度也是有变化的，这里说的停滞，建议参考范围为3个月，如果某一个月孩子长高变缓或停滞，家长可以多观察，并认真记录身高，不用过于惊慌。

▌ 衡量孩子生长速度的单位是厘米 / 年，而不是厘米 / 月

因为孩子的生长速度不是绝对匀速的，所以衡量孩子的生长速度的时间单位是厘米 / 年，而不是厘米 / 月。生长速度在2岁以下儿童中，小于7.0厘米 / 年；2~4岁儿童小于5.5厘米 / 年；4~6岁儿童小于5.0厘米 / 年；6岁

计算方法

测量间隔3个月以上的两次身高，记录下来；再用后一次减去前一次的身高，除以间隔的月数，乘以12，这样家长就可以计算出孩子的生长速度。

至青春期前小于4.0厘米/年；青春期小于6.0厘米/年，则考虑生长缓慢，应及时就医。

对于孩子的生长速度，父母需要提前进行关注，提高警惕。如果算出来的生长速度达不到这个值，即使孩子目前的身高在正常范围内，整体生长速度也是偏低的。这时，我们要思考是什么原因导致孩子的生长速度偏低，防患于未然。

不同年龄段孩子身高标准（厘米）和增长速度（厘米/年）

生长期	男孩		年龄/岁	女孩	
	身高标准	增长速度		身高标准	增长速度
0~3岁 生长快速期	50~75	24~28	1	50~75	24~28
	86	12~15	2	86	12~15
	93	8.4	3	93	8.4
4~11岁 生长速度 减缓期	107.1	7.4	4	106.2	7.4
	113.6	6.9	5	112.6	6.9
	121.2	6.9	6	120.1	6.9
	126.1	5.1	7	124.4	6.1
	131.6	5.6	8	130.6	5.8
	137.1	5.6	9	136.0	5.6
	141.5	5.1	10	142.2	5.0
	147.1	5.1	11	149.4	6.9
12~14岁 青春生长 突进期	154.9	5.1	12	154.2	8.3
	163.4	6.6	13	158.2	5.8
	167.5	9.2	14	159.2	3.0
15~19岁 青春成长 高峰期	170.3	6.5	15	160.3	0.8
	172.2	3.1	16	161.2	0.1
	172.4	1.5	17	161.2	0.1
	172.7	1.0	18	161.2	0.1
	172.7	0.1	19	161.3	0.1

生长激素：
决定孩子长多快

生长激素是脑垂体分泌的一种促进骨骼、内脏和其他组织生长发育的物质。能促进骨骼、内脏和全身生长，促进蛋白质合成，影响脂肪和矿物质代谢。可以说，生长激素不仅能促进长高，也能全面促进人体组织器官的生长发育。

影响生长激素分泌的因素

生长激素可直接作用于组织，但其大部分作用是通过刺激肝脏和其他组织来产生和释放胰岛素样生长因子介导，主要是胰岛素样生长因子-1。由于先天或后天原因所引起的生长激素缺乏症会导致生长停滞，以身材矮小、发育迟缓为主要表现。对于个体而言，生长激素分泌越旺盛，身体就长得越高。孩子的营养是否全面，孩子的睡眠是否规律而充足，孩子是否开朗乐观，孩子是否活泼好动等，这些因素都会影响其生长激素的分泌。

🌢 生长激素的适用性

现代科学已经可以通过人工合成的方式获得生长激素，主要用于注射治疗小儿矮小和其他疾病。生长激素临床应用至今已有 30 余年，人工合成生长激素已经是一种较为成熟的技术，现有数据表明生长激素安全性较好，不良反应总体发生率低，其安全性可以得到保障。但是医生一般不建议身高在正常范围内的孩子注射生长激素，而是通过对孩子营养、运动、睡眠、情绪等进行综合调理，做好身高管理，让人体自然分泌较多的生长激素来达到理想的身高。

生长激素，总体来说是安全的，没有什么明显副作用，但皮下注射过程比较复杂、麻烦，而且需要定期到专科医生处随访。再者，生长激素相对昂贵，对一般家庭来说是不小的负担。

不同年龄化生长激素的使用建议	
年龄	建议
0~3岁的婴幼儿	不建议使用，通过饮食调理，只要孩子健康，身高的增长速度自然会提升
3~7岁儿童	只要不是确诊矮小症或性早熟，不建议使用，通过日常生活调节让孩子自然长高，不急于干预。确诊矮小症和预测终身高矮小的孩子，听从医生建议，可以使用生长激素干预
8~14岁青少年	如果发现身高过矮、性早熟，或者考试升学等因素对身高有硬性要求，应及早就诊，在医生的建议下使用生长激素，性早熟孩子还可以按需要使用抑制性激素分泌的药物

💧 生长激素究竟安不安全

注射生长激素大多数孩子没有明显副作用。使用过程中可能会引起一过性高血糖现象，但不会引发1型糖尿病，血糖升高是可逆的，停药后会恢复正常。孩子可能会出现注射部位疼痛、发麻、红肿，感染、关节和肌肉痛等情况，但一般不影响孩子的日常活动，而且多数情况下有医生指导，可以避免此类副作用。

💧 生长激素，能不用就不用，必须用就得用对

孩子身高在正常范围内，医生一般不建议注射生长激素。如果确实需要外用生长激素，一般建议3岁以后使用。首先必须明确诊断，因为不同疾病使用剂量不一，疗程不一，时机不一。一般来说，疗程至少持续一年。注射生长激素时间若低于一年，对孩子的最终身高帮助不大。

使用生长激素前给孩子做好全面体检

专家说

生长激素对人体的作用是全面性的，不仅对健康的组织器官的生长有促进作用，对生病的组织器官同样也有促进生长的作用。最明显的表现就是肿瘤，使用生长激素不会引发肿瘤，但是如果身体本身就有肿瘤的话，会促进肿瘤变大。所以使用之前，医生通常会给孩子做全面体检，家长应积极配合。

骨龄：
决定孩子长多久

每个人都有两个年龄，一个是从出生算起的真实年龄，一个是根据骨骼发育情况计算的年龄——骨龄。前者又称日历年龄，后者又称生物学年龄。骨龄不仅可以确定孩子的生物学年龄，医生还可以通过骨龄及早了解孩子的生长发育潜力以及性成熟的趋势。

借助骨龄检测了解孩子的生长发育潜力

骨龄是骨骼年龄的简称，借助骨骼在X线摄像中的特定图像来确定。骨龄在很大程度上代表了儿童的真正发育水平，因此用骨龄来判定人体成熟度比实际年龄更为确切，是国内外公认能精确反映人体成熟度、骨骼生长状况的一个重要指标。

通过骨龄可以较为准确地预测儿童的成年身高，对一些儿科内分泌疾病的诊疗也有很大帮助。测量骨龄通常是用X射线检测人左手手腕部，医生通过X射线片观察左手掌指骨、腕骨及桡尺骨下端骨化中心的发育程度，然后进行骨龄评估。

💧生长发育越早越快不等于骨龄也越大

用实际年龄和骨骼年龄进行对比，可以衡量孩子的生长发育情况。一般来说，较为苗条的孩子骨龄偏小的可能性较大，较为肥胖的孩子骨龄偏大的可能性较大，确切的骨龄可以就诊查询。但是并不是生长发育越早越快的孩子，其骨龄也一定越大。判断孩子生长发育是否正常主要依据身高曲线图，如果身高曲线图正常发展，而且孩子的身体状况也正常，就无需多次检测骨龄。

如果孩子的身高曲线图（见176页和177页）出现下降或停滞，身体其他方面也出现异常，则应该带孩子到医院进行骨龄检测等相关检查，在医生帮助下查找原因并进行医学干预。

💧骨龄与身体发育的一般关系

女孩骨龄与身体发育的关系	
身高突增期	骨龄11~13岁
青春期	骨龄12~12.5岁，出现月经初潮（第一次来月经）
停止长高期	骨龄17.3岁，骨骼闭合

男孩骨龄与身体发育的关系	
身高突增期	骨龄13~15岁
青春期	骨龄13岁，约第9个月出现变声、腋毛、胡须、喉结突出等
停止长高期	骨龄18.4岁，骨骼闭合

（上表是一个数字意义上的统计，存在个体上的差异，仅供家长参考）

骨龄检查可以及时发现生长偏离

骨龄成熟速度通常为每年1岁，当骨龄变化大于每年1.5岁或小于每年0.6岁时，可能存在生长发育异常。进行生长监测时，应使用年龄的身高生长速率和骨龄的身高生长速率，并比较两者的差异。一般而言，骨龄的生长速率更为客观，也更能及时发现生长偏离。定期给孩子做生长发育评估，检查骨龄，能及时掌握孩子每一阶段的情况。

骨龄差与发育的关系

骨龄差	发育状态	差值	提示的问题
骨龄与年龄之差在2岁以上	发育异常	骨龄－生理年龄＞2岁	注意生长激素过多、甲状腺、肥胖、性早熟等问题
		骨龄－生理年龄＜-2岁	注意生长激素缺乏
骨龄与年龄之差在1岁以上	发育提前或落后	骨龄－生理年龄＞1岁	营养过剩、发育提前、身高增长潜力减小
		骨龄－生理年龄＜-1岁	发育落后，需要定期监测
骨龄与年龄之差在±1岁之间	正常	正常生长，定期监测骨龄，便于及时发现生长偏离轨迹	

骨龄落后或提前的原因

骨龄落后的原因	骨龄提前的原因
长期的营养不良、慢性疾病、青春期发育延迟、生长激素及甲状腺激素的缺乏等都可能导致骨龄落后。影响骨龄的因素很多，家长要通过骨龄监测意识到孩子的一些潜在问题，才能及时地做出干预，减少或消除影响身高的不利因素	常见的原因有儿童性早熟、营养过剩、环境污染等。少数原因是儿童患有肾上腺皮质增生，体内生长激素存在异常等情况也会导致骨龄提前

🌿 骨龄检查最佳年龄段在6~15岁

　　虽然在任何年龄段都可以测骨龄,但6~15岁是孩子发育的关键时期,在此期间做骨龄检测,对影响生长发育的相关疾病不仅可以做到早发现早治疗,家长还可以有针对性地调整饮食、营养结构和生活习惯,及时对孩子的身高做出干预和调整,以保证孩子的生长发育。

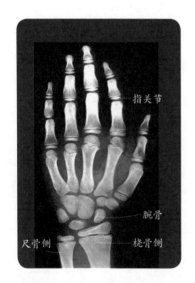

未闭合的骨骺线:指关节、腕骨、桡骨侧和尺骨侧的骨头还未完全闭合,中间有缝隙,孩子还有长高的空间。

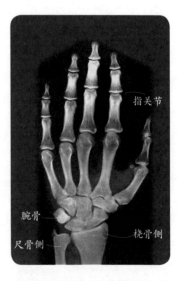

已闭合的骨骺线:指关节、腕骨、桡骨侧和尺骨侧的骨头已经完全闭合,中间几乎没有缝隙,孩子长高的可能性较低。

那么孩子在此年龄段需不需要定期检测骨龄呢？如果孩子健康情况良好，每年身高、体重都在正常范围内，并不一定要做骨龄检测。当然，如果采用定期监测骨龄的方法，也有助于家长准确地掌握孩子的身高发育情况。

小明、小刚、小强三个男孩子，都是6周岁，在过去的一年里身高都增长了7厘米，按生理年龄计算，都在合格范围内。但是三个孩子的家长对孩子的骨龄进行了周期性监测，小明的骨龄增长了0.8岁，小刚的骨龄增长了1岁，小强的骨龄增长了1.2岁。那按照骨龄来看的话，小明的生长空间会更大，而小强则更小。

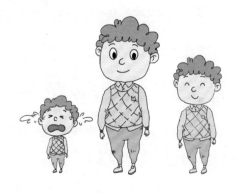

骨龄比实际年龄小代表还有增长空间，比实际年龄大家长就要引起重视，及时就医，采取适当干预手段帮助孩子长高，孩子长大后才不会因为身高偏矮而自卑。

孩子"蹿个儿"的
三个黄金时期

与孩子学习能力的"窗口期"类似，在身高增长的过程中，会出现爆发性的阶段，即生长发育高峰期，孩子身高和体重的增长速度惊人。一般来说，生长最快的高峰期（除了胎儿期）分别是婴儿时期和青少年时期。不论是身高还是其他方面，家长尤其要注意爆发性生长发育阶段的养育。

快速生长的婴幼儿期（0~3岁）

0~3岁是孩子生长的第一个黄金期。孩子从呱呱坠地到翻身、爬行、走、跑，可以说一天一个样，身高也是飞速增长。这个阶段，家长要做好身高记录，如果孩子的生长曲线百分位在50以上，可以继续保持，如果过低，哪怕是在正常范围内，仍说明孩子距离制订的"目标身高"较远，可以咨询专科医生，获得一些有益的建议。

0~3岁儿童身高增长参考

0~1岁	孩子身高增长可达 25 厘米
1~2岁	孩子可以长高 10 厘米左右
2~3岁	生长速度略有减慢，依然会长高 8~10 厘米

准确填写新生儿身长

经常听到这样的话，谁家生了孩子，有多重。似乎很少有人去在乎新生儿的身高（身长）。其实给孩子进行身高管理是从孩子一出生就开始的，比如在孩子出生填写档案的时候，家长需要认真填身长，千万不要敷衍了事。给新生儿量身长需要两个护士合作，一个人固定婴儿的头部，一个人拉直婴儿的腿部并读身高。

因为很多新生儿的爸爸妈妈不是很重视这个问题，所以一些妇产机构往往也会应付了事，有的甚至根据孩子的体重，随便估一个身高（通常是 50 厘米）填上去，甚至连测量这个环节都省略了。而孩子长高的"赛跑"，从出生那一天就开始了，一些专家建议将"中国儿童青少年身高、体重百分位数值表"悬挂在妇产机构的醒目位置，让家长从起点就注重孩子的身高管理。

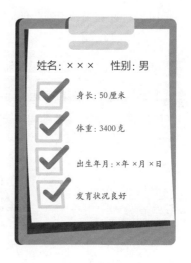

姓名：×××　　性别：男

☑　身长：50 厘米

☑　体重：3400 克

☑　出生年月：×年 ×月 ×日

☑　发育状况良好

学步期身高管理的重点是营养和睡眠

如果孩子身高增长过慢，或者有影响身高的疾病，在这个阶段及时发现并干预治疗，效果最好。常规情况下，这个阶段主要通过日常饮食和生活习惯来加快孩子的生长，一般不建议使用生长激素。因为这个时期生长是营养模式。

孩子身高管理的第一步，就是制订一个目标：结合遗传身高（见第30页）定个预期身高，当然这个期望身高要符合科学性，才可能实现。比如，根据父母的身高，计算出孩子的遗传身高是170厘米，父母制订的期望值是孩子将来可以长到178厘米，那么从出生就开始身高管理，比等孩子上小学再重视，自然容易得多。

坚持母乳喂养。母乳不但含有充足而优质的营养，而且含有丰富的免疫活性物质，有利于降低宝宝感染的风险，而频繁的生病可能会影响宝宝的发育，包括长个子。研究发现，母乳喂养的孩子身高可能会更高，更不容易出现肥胖。

保持充足而优质的睡眠。0~3岁的孩子可以说是边吃边睡边长，刚出生的婴儿，每天睡眠可达20小时，这保证了大量的生长激素分泌，孩子的肝脏也能产生更多的胰岛素样生长因子，而胰岛素样生长因子作用于软骨，能促进孩子生长。0~3岁的孩子通常能够增长45~55厘米，甚至更多。

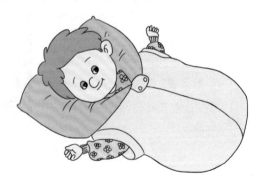

🌸 调节稳固的儿童期（3~7岁）

这个阶段，孩子身高的增长放缓，为青春期"抽条"式长高蓄力，即使如此，孩子每年依然会保持5~7厘米的长高速度。

愉快的童年，助力孩子长高。这个时期的孩子已经有了自己的"小想法"，和谐愉悦的家庭氛围十分重要，所以孩子身高管理的重点除了饮食、睡眠、运动以外，家长也要关注孩子的情绪变化。

外部因素如留守儿童、单亲家庭、父母及其他家庭成员关系不和睦等，不仅会影响孩子的心灵，对孩子身高的增长也有负面影响。另外，孩子的性格、居住地的改变、过早过多的辅导班等都会影响心理健康，父母要注意保护、引导孩子，让孩子在愉悦的环境中度过童年。

每3个月测量一次孩子身高。如果长高速度每年低于5厘米，或者半年只有2厘米多，那即便孩子的总身高正常，父母也要及时带孩子就医，寻找原因。3~7岁的孩子，如果确实需要就医干预长高，可以在医生指导下使用生长激素。家长可以为孩子做一个骨龄监测，尤其是长个较慢、或体重超标、或较为"壮实"的孩子。

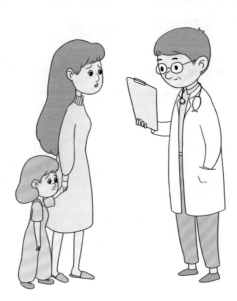

别因"身高焦虑"盲目增高

3~7岁，这个阶段孩子开始集体生活，课业也不是很重。和其他孩子一比较，孩子高了、矮了、胖了、瘦了……一目了然，父母的"身高焦虑"一下子就来了。重视孩子的身高是好事，但是注意不要盲目进补，尤其是给孩子随意吃各种保健品。

帮孩子养成良好的饮食、运动、睡眠习惯

饮食上，三餐定时，科学搭配，注意蛋奶类食品的补充，孩子尽量不挑食、不偏食，少吃零食，尤其是过甜的零食和膨化食品。睡眠上，养成晚上9点前入睡的好习惯。

适量运动不仅会促进孩子的骨骼生长，也能帮助孩子调节情绪，缓解压力。研究发现，运动对孩子的食欲有直接影响。儿童运动时的心率在每分钟120左右会促进孩子的食欲，但若达到每分钟140~150次时，也就是在高强度运动时，孩子的食欲反而会下降。因此家长要根据孩子的具体情况来确定运动强度。

如果孩子体形偏瘦弱，可以进行低强度的运动，这样能够促进孩子的食欲，为其长高获得充足的营养，也有助于获得更加匀称的体形；若孩子偏胖，可以适当增强运动强度，一方面抑制过强的食欲，控制进食，另一方面也可以消耗机体的脂肪，延缓骨龄生长。

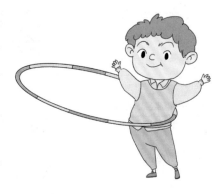

🜁 决定最终身高的青春期（8~14岁）

8~14岁是孩子身高增长的第三个黄金期，大部分家长都特别关注青春期孩子的身高，这个时期也是决定成年后身高的关键时期，青春期可以说是孩子长高的最后机会。因为当孩子在婴幼儿期身高增长受到影响时，只要及时发现影响因素，并给予纠正，最终还有追赶生长的时间。而青春期，孩子骨骺逐渐闭合，一旦错过这最后一个生长高峰期，孩子就很难再大幅度地长高。

▌身体、心理两手抓，搭上长高"末班车"

青春期也是最特殊的一个时期。很多家长从小培养孩子，但是却忽视了身高，等到面对升学考验的临门一脚，却发现万事俱备，却被身高限制住了。而这个阶段孩子的心理压力很大，学业有压力，感情懵懂，人生观、价值观和世界观逐步建立，孩子看似成熟又幼稚，父母要格外注意对其的保护和引导，身体健康、心理疏导两手抓，才能搭上长高的"末班车"。之前身高不理想的孩子，此时应该做个检查，寻求专业医生的指导和帮助。等到孩子骨骺闭合，身高定型，再想追赶目标就难了。

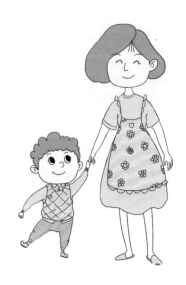

▌孩子长得太快，警惕性早熟

孩子进入青春期以后，身高增长开始加快，每年长6~7.5厘米，如果一年身高增长低于6厘米，或者半年低于3厘米，父母就要警惕了。孩子如果长得太快，家长也不能盲目开心，有时候可能是孩子出现了性早熟。性发育过早，会导致骨骺提前闭合。孩子骨龄超过实际年龄，会对其成年后的身高产生直接影响。如果孩子在8~9岁便出现性早熟的特质，家长一定要及时带孩子去医院咨询医生，在医生的指导下制订身高管理计划。

性早熟的特征

性别	年龄	特征
女孩	8岁前	乳房开始发育、出现阴毛
男孩	9岁前	睾丸发育、出现阴毛

专家说

治疗特发性中枢性性早熟的常规方案

特发性中枢性性早熟的孩子骨龄生长速度太快，最终身高受损，可以使用促性腺激素释放激素类似物（GnRHa）抑制性发育，给孩子更多的增高空间。当然，最终的治疗方案，必须由专业的医生进行严格的检查、评估后决定。尽量在没有风险的情况下，进行相应的综合治疗，而且要进行3~6个月密切随访，确保整个治疗过程安全、有效。

遗传和后天因素
对孩子身高的影响

身高是由多个因素共同决定的。父母的身高在一定程度上决定了孩子身高的遗传潜力，但后天的环境因素则决定孩子的生长潜能发挥，即营养、睡眠、运动、情绪和内分泌这五大要素。即便身高的遗传因素再好，可如果孩子由于营养不良、睡眠缺乏、运动受限、情绪压抑、内分泌问题的影响，也无法达到理想的身高水平。

⬥ 遗传：决定最终身高的70%，但非一锤定音

若父母都是身材高挑的篮球运动员，那么孩子一般都会很高；父母的个子都比较矮的话，那么孩子的身高往往也不是很理想。很多年轻人在寻找另一半的时候，对身高也会有一定要求，其中的主要原因就是为了下一代的身高，那么遗传对身高的影响到底有多大呢？根据现有的研究与身高相关的基因，其每个等位基因的变化对个体身高只有0.2~0.6厘米的影响，但是多个等位基因的累积效应对身高及未来身高发展程度具有较人影响。父母身高在影响下一代的预期身高因素中，占比约为70%。

医学上把根据遗传因素预测下一代的身高称为靶身高，以前通常用CMH（the Corrected Midparental Height）来计算靶身高。后来研究人员经过总结，认为FPH（the Final Height for Parental Height）相对更准确一些。对普通人来说，两者差别不大。

靶身高（FPH）的计算公式是：

男孩 =45.99+0.78×（父身高＋母身高）÷2±5.29厘米

女孩 =37.85+0.75×（父身高＋母身高）÷2±5.29厘米

我国成年男性（18~44岁）的平均身高约为170厘米，成年女性的平均身高约为158厘米，下面就以这样一对父母来计算孩子的靶身高。

男孩 =45.99+0.78×（170+158）÷2=173.91±5.29厘米

女孩 =37.85+0.75×（170+158）÷2=160.85±5.29厘米

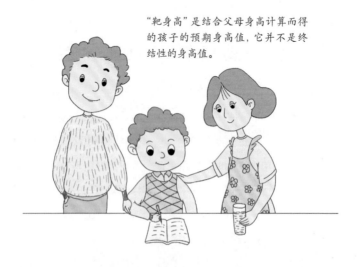

"靶身高"是结合父母身高计算而得的孩子的预期身高值，它并不是终结性的身高值。

后天管理：挖掘孩子的长高潜能

儿童生长发育是遗传、环境及营养等多种因素共同作用的结果。遗传因素对孩子的身高是有直接影响的，但是后天这30%决定了孩子最终的身高。从上页计算的结果中可以看出，身高相对普通的父母，只要做好身高管理，下一代照样可以长高，而且这种情况也会延续到后代。身高不仅仅是重要的体形特征，而且也与孩子的生长发育、身体健康、营养状况，乃至个人社会收入、社会地位和心理状态有关。反之，如果身高管理做得不好，即便父母较高，孩子的最终身高也可能不甚理想。本书将告诉你的，就是如何去把握后天这关键的10厘米。

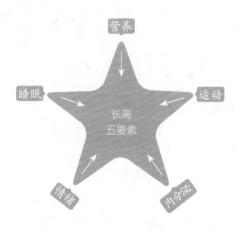

营养、运动、睡眠、情绪、内分泌是后天身高管理的五要素，他们相辅相成，缺一不可。家长对于孩子的身高管理，必须兼顾这五大要素。

营养：吃好、吃对，长得高

吃得好、吃得对在后天因素对身高的影响中占比最大，只有摄取到充足的营养，才能为孩子长高做好后勤保障。统计显示，近100年来中国人的平均身高增加了约10厘米。最重要的原因就是中国从一个极度贫困的国家发展成一个绝大多数人都能吃好穿暖的强大国家。生活水平提高了，家长在孩子饮食上的管理重点要转变为对不同年龄段营养需求的针对性补充，保证孩子营养的均衡摄取，培养孩子良好的饮食习惯。

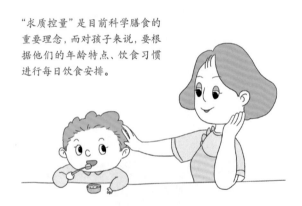

"求质控量"是目前科学膳食的重要理念，而对孩子来说，要根据他们的年龄特点、饮食习惯进行每日饮食安排。

睡眠：睡得好，梦里偷偷长个儿

研究显示，孩子睡眠时生长激素分泌比清醒时旺盛得多，最高甚至达到3倍左右。所以充足而规律的睡眠对孩子长高具有积极的意义。充足的睡眠让孩子的大脑获得休息，肌肉和关节得到放松，也有利于孩子骨骼的生长。反之如果孩子睡眠少、睡眠质量差或者睡眠不规律，就会影响生长激素的分泌，从而影响长高。

▌运动：蹦蹦跳跳，激发长高潜力

合理运动会刺激孩子关节间软骨的生长从而促进长高，而且长高不仅仅是长骨头，而是身体肌肉、骨骼、脏腑等全身所有的组织器官均衡、健康发育。合理运动还可以让孩子的肌肉更柔韧、结实，提高身体素质，增强抵抗力。

孩子适合做一些户外的有氧运动、拉伸运动及跳跃运动，不适合长时间做高强度运动、负重运动及无氧运动。

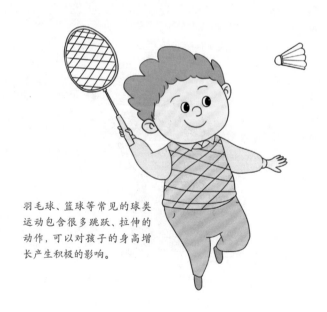

羽毛球、篮球等常见的球类运动包含很多跳跃、拉伸的动作，可以对孩子的身高增长产生积极的影响。

▌情绪：快乐的孩子长得高、长得好

负面情绪如焦虑、自卑、抑郁、自闭、压力大等，不仅会影响孩子学习和健康，还会影响身高。形象的说法是：孩子跟小树一样，每天精神昂扬向上的孩子，自然比那些萎靡不振、闷闷不乐的孩子长得要快，也更健康。科学的解释是：负面情绪会影响脑垂体分泌生长激素，从而影响孩子长高。影响孩子的几种常见负面情绪有：家庭环境，如单亲家庭或者家庭不睦，父母经常吵架等；学业压力，学习压力过重或者成绩不够理想，导致孩子焦虑、自卑；青春期心理，青春期发育带来的心理压力，早恋等；身高问题堆积出的压力，孩子若本来就比同龄人矮，父母还反复提及，就会加重孩子的心理负担，此时父母一定要调整好教育方式、方法，以免给孩子的心理带来负面影响。如果发现孩子因此遭到了嘲笑，甚至欺凌，家长一定要第一时间与孩子、学校沟通，通过稳妥的方式保护好孩子，疏导好情绪。

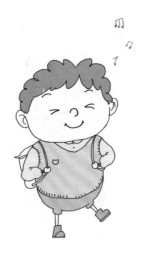

愉悦的情绪是"天然增高剂"，正向的引导也能帮助孩子坚定信心，从而让孩子健康、快乐的长高。

第2章

长高吃什么，
怎么吃

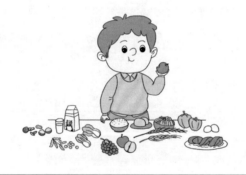

　　要想孩子长得高，可不是让孩子多喝牛奶、补钙那么简单——长高关键营养素的补充、均衡营养的摄取、良好的饮食习惯缺一不可。关注长高首要的是关注饮食健康。

长高必备
的营养元素

营养是生长发育的物质基础,对体格发育、智力发育、体力、精神、心理等都有重要的影响。从对体格发育影响来说,充足的营养,有利于让遗传天赋得到更大发挥,从而长得更高。青少年平均身高越来越高,就是最有力的证明。有的父母并不高,但孩子却能长得高,这很可能跟合理的营养密不可分。从营养角度来说,很多营养素都会影响到孩子的生长发育,有的营养素甚至能调控生长发育。

❀ 钙:骨骼的主要组成部分

机体的钙99%存在于骨骼和牙齿,骨骼重量的25%是钙,人体的骨质主要在20岁之前完成,儿童期骨质会影响一生的骨健康。儿童期缺钙,会导致骨钙营养不良,长期缺钙会导致生长迟缓、骨骼变形和佝偻病。因此,孩子要长高,要通过科学补钙,摄入足量的钙。

不同年龄段钙参考摄入量（毫克/天）		
年龄	钙的参考摄入量	钙的最大安全摄入量
1~3 岁	600	1500
4~10 岁	800	2000
11~14 岁	1200	2000
14~18 岁	1000	2000

上表可以看出，随着年龄的增长，孩子对钙的需求量也在增加，除了牛奶和奶制品以外，家长也要多注意在日常饮食当中多安排一些含钙丰富的食物，通过食物补钙是非常重要的途径。另外，对钙的吸收，身体也存在一个耐受量，补钙过多，不仅会导致骨骼加速硬化，影响长高，多余的钙排出体外还会增加肾脏负担。所以，给孩子服用钙剂和补钙类保健品之前，家长一定要先咨询医生的意见。

补钙就一定能长高吗

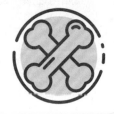

专家说

长个子受多种因素影响，并不意味着补钙就一定能让孩子长得更高，但缺钙必然会影响到骨骼健康甚至是身高。

如何让孩子获得充足的钙

富含钙的食物包括奶类及其制品、豆腐、芝麻酱、绿叶蔬菜、海带等。虾皮也富含钙，但由于日常摄入量不会太多，算不上补钙的良好食材。想让孩子获得充足的钙，饮食首先要保持一定的奶量，其次还要注意摄入其他富含钙的食物。如果饮食中钙不足，可以采取预防性补钙。

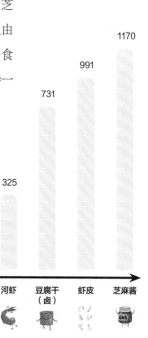

豆腐	鲫鱼	小白菜	纯牛奶	扇贝	荠菜	河虾	豆腐干（卤）	虾皮	芝麻酱
78	79	90	脱脂 118 低脂 111 全脂 107	142	294	325	731	991	1170

常见含钙丰富的食物（每100克食材可食部分钙含量 单位：毫克）

专家说

如何让孩子每天从饮食中获得 800 毫克的钙

家长每天可以安排400毫升纯牛奶或奶制品，如果再摄入100克小白菜、50克豆腐干、10克芝麻酱，膳食钙就容易达到推荐量。

选择补钙食品的标准：含钙丰富易吸收

"以形补形"这种传统观点流行甚广，不过随着营养科普的深入，如今大部分家长也明白给孩子熬骨头汤、做脆骨吃来补钙，是没有实际效果的。比如骨头汤，它所含的可供吸收的钙质微乎其微，其主要营养成分是脂肪，孩子喝多了不但长不高，还可能导致肥胖。

食物补钙比钙剂补充更安全

如果孩子没有缺钙的情况，家长应尽量通过饮食让孩子获得充足的钙，而不是盲目给孩子服用各种钙剂，钙摄取过多，反而不利于孩子的健康，增加钙结石的风险。如果孩子缺钙，可以在医生的指导下服用钙剂，同时也要养成每天喝奶、均衡饮食的好习惯。

最好的补钙食品是奶和奶制品

目前来说，营养结构最合理、最容易吸收的补钙食物，就是奶和奶制品。为了每天摄取充足而优良的钙，孩子每天要保证300~500毫升牛奶（或对应奶制品）的摄取量，也就是1~2盒250毫升牛奶。3岁以下的宝宝根据成长需求喝足量的母乳和对应的不同阶段的配方奶基本就可满足钙需求。3岁以上，一直到青春期甚至成年，建议每天喝300~500毫升奶和同等钙含量的奶制品。

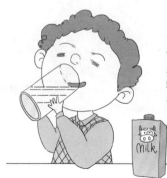

牛奶中的钙比其他食物中的钙更容易被人体吸收利用，是最好的钙质来源，每天喝500毫升奶，基本能满足孩子每天需要的一半以上的钙。

维生素D: 促进钙吸收的好帮手

维生素D是钙吸收的催化剂, 如果缺乏维生素D, 不仅会影响骨骼健康, 孩子还有患佝偻病的风险, 从而影响长高。人们平时吃的食物中维生素D的含量通常很少, 远远不能满足需求。

根据佝偻病全球防治共识, 儿童血液维生素D的水平在50~250纳摩/升(成年人75~250纳摩/升)为适宜, 30~50纳摩/升为不足, 小于30纳摩/升为缺乏。根据调查显示, 我国儿童维生素D不足率可达25%, 缺乏率可达6%(地区间有差异)。由此可知, 在我国维生素 D 缺乏和不足的问题依然存在。

儿童期维生素D不足(30~50纳摩/升)会早造成远期的影响, 使青春期骨量峰值下降, 增加成年后骨质疏松的风险, 还会对免疫功能、代谢功能等产生一定的影响, 如增加呼吸道感染、消化道感染、过敏和哮喘的风险, 并可能会增加儿童期1型糖尿病及成年后患2型糖尿病的风险。所以, 家长要积极预防维生素D缺乏及摄入不足的状况。

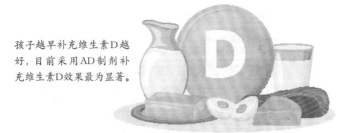

孩子越早补充维生素D越好, 目前采用AD制剂补充维生素D效果最为显著。

补充维生素D，越早越好

青春期孩子维生素D缺乏的情况也较为普遍，而维生素D缺乏给孩子带来的伤害并不是发展到缺乏阶段才出现的，而是在维生素D水平低于正常值的时候就开始对身体造成影响。

从出生到成长，维生素D都要及时补充

《中国儿童维生素A、维生素D临床应用专家共识》提出：婴儿出生后应尽早补充维生素D，每日400~800国际单位。而且维生素D是脂溶性的，身体体脂率高，维生素D会储存到脂肪中，导致血液中维生素D水平较低。研究发现，肥胖儿童维生素D缺近25%，不足可达50%，只有近1/4的儿童处于正常水平。因此体型稍胖、体重偏重的孩子，可能需要多摄取一点维生素D（具体用量须参照医嘱或药物说明书）。

不同年龄每日维生素D需求量

中国营养学会建议，儿童和成年人每日摄入400国际单位的维生素D（维生素D₃滴剂）通常就可以满足机体的需求。

不同年龄维生素D可耐受上限	
年龄	可耐受摄入上限（国际单位/天）
0~6个月	1000
6~12个月	1500
1~3岁	2500
4~8岁	3000
9岁以上	4000

（根据美国医学研究所2010年公布的数据）

每天室外活动时长不少于1.5小时

根据孩子的年龄和季节、天气等情况合理安排晒太阳的时间段和时长。天气晴好，温度适宜的日子，家长可以带孩子多去大自然走走。平时多鼓励孩子到室外活动，冬天可以在阳光温暖的中午或下午活动，炎热的夏季则可以选择早晨还不太热的时间外出。孩子每天在室外活动时间不宜少于1.5小时，而且要长期坚持。对于2岁以上儿童，如果在秋冬季节户外活动较少，可以预防性补充维生素D。

玻璃房内晒太阳没有效果

人体内的维生素D主要来源于紫外线照射皮肤后将皮肤基底层的7-脱氢胆固醇转化成维生素D_3。现在很多家庭都有宽敞明亮的飘窗，或者有巨大落地窗的客厅，有些家长就想让孩子在家里晒太阳，既安全又方便。实际上，隔着玻璃晒太阳无法正常促进人体内维生素D的合成，因为玻璃会过滤掉绝大部分紫外线，而其他波段的阳光无法促进维生素D原合成维生素D。

阳光照射是人体产生维生素D的主要来源，需要注意的是，孩子皮肤娇嫩，日照时间不宜过长，也不宜在烈日下暴晒。所以不推荐婴幼儿靠晒太阳合成足够的维生素D。户外晒太阳的时候一定要给孩子做好防护，戴上遮阳帽和太阳眼镜，保护孩子的眼睛。同时，露出四肢，有利于促进维生素D生成。

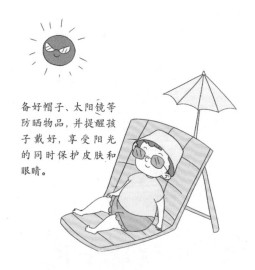

备好帽子、太阳镜等防晒物品，并提醒孩子戴好，享受阳光的同时保护皮肤和眼睛。

🌿 优质蛋白: 为长高保驾护航

人类的骨骼大约有三分之一的成分是蛋白质, 有了蛋白质, 人的骨骼才能像混凝土一样, 硬而不脆, 有韧性, 经得起外力的冲击。人体除了骨骼以外, 肌肉和脏器的主要组成部分也是蛋白质。所以, 合理摄入优质蛋白应贯穿孩子身高饮食管理的始终。

▍蛋奶每天不可少

蛋白质参与人体基本的代谢活动, 它能调节人体内部环境, 维持酸碱平衡, 还会参与细胞的合成和修复等。构成人体蛋白质的氨基酸有20种, 其中9种氨基酸是人体无法合成或合成速度不能满足机体需要的, 必须由食物供给。牛奶、瘦肉、鱼、虾是优质蛋白的主要来源。家长科学安排孩子的一日三餐, 可以保证蛋白质的充足供给。

鸡蛋和牛奶都是优质蛋白的来源, 非常容易被身体消化吸收, 而且各种营养成分比例十分均衡, 既可帮助孩子长高, 又有助于其提高抵抗力, 强壮身体。2岁以上儿童,建议每天饮用300~500毫升牛奶,吃1个鸡蛋(水煮蛋最佳)。在每日膳食中,动物蛋白不宜少于所需蛋白质总量的50%。

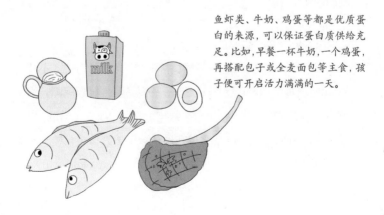

鱼虾类、牛奶、鸡蛋等都是优质蛋白的来源, 可以保证蛋白质供给充足。比如, 早餐一杯牛奶, 一个鸡蛋, 再搭配包子或全麦面包等主食, 孩子便可开启活力满满的一天。

吃鲜肉不吃加工肉

尽量给孩子吃新鲜的肉，少吃半成品冷冻肉，如冷冻鸡翅、牛排等；少给孩子吃加工肉，如肉罐头、各种腌制的肉肠等。

要吃瘦肉，少吃肥肉

每天正常做菜用油加上吃的食物，脂肪的摄取已经足够了，家长尽量不要给孩子吃太油腻的肥肉以及烧烤、油炸食品等。坚持"白肉要吃，红肉适量"的准则。所谓白肉是指鱼虾类和禽肉类，脂肪含量较畜肉类要少，有利于减少饱和脂肪酸的摄入。

全面摄取，避免单一

常见的各种肉类要换着种类、换着花样做给孩子吃，这样可以让孩子的营养摄取更加全面。不建议孩子在长高阶段采用全素饮食。

健康安全，科学"尝鲜"

孩子的饮食应以本地常规食材为主，尤其是肉类。不要老想着给孩子"尝鲜"，比如野味，其食品卫生很难保障。海鲜类，尤其是虾和贝类，第一次给孩子吃一定要少量尝试，以免引起过敏或其他不适，父母在确认孩子适宜该类食物后再逐量增加。

豆制品：适量吃，作为蛋白质的有益补充

豆类和豆制品是优质的植物蛋白来源，在饮食结构中是动物蛋白的有益补充，而且脂肪含量低，不含胆固醇。

有些父母在孩子五六岁以后就不再让孩子吃任何豆类和豆制品，尤其是豆浆，因为害怕孩子性早熟。豆类含有的异黄酮确实有类似雌激素的作用，但是换算成饮食，要非常大的量才会对孩子的身体有影响。所以，只要身体健康，适当吃一些豆类食物，只会让营养更全面，不会导致孩子性早熟。建议每周吃2~3次豆腐、豆腐干或腐竹等豆制品。

孩子对某些蛋白质类物质过敏怎么办

一些孩子会对某种或某类食物过敏，其中以蛋白质过敏最为常见。部分过敏反应随着孩子长大会慢慢消失，少部分人则可能伴随终身。过敏反应有轻有重，轻者可能几天症状就消失了，严重者则会引起休克甚至危及生命。所以一旦发现孩子有明显的食物过敏症状，应及时就医，家长要努力回忆孩子之前吃了哪些食物，方便医生准确找出过敏源，对症治疗。

过敏的典型症状

部位	症状
皮肤	急性荨麻疹、水肿、红斑、瘙痒等
口鼻喉	唇、舌、腭肿痛，鼻痒、鼻塞、打喷嚏，喉咙瘙痒、咳嗽等
胃肠道	恶心、呕吐、腹痛、腹泻、血便等
呼吸道	喘息、呼吸困难等

暂时不碰过敏食物，寻找替代食材

明确过敏源以后，暂时回避导致过敏的食物，回避的食物可用其他食物替代。例如，如果孩子对鸡蛋过敏，回避蛋类的同时，可适量增加肉类摄入，如果孩子对牛奶蛋白过敏，可以改用水解奶类或大豆配方粉。过敏体质的孩子，在接触新的食物时要小心，家长最好不要同时给孩子吃两种及以上先前没吃过的易过敏的食物，每添加一种新的食物，先观察3天左右，确定没有问题再添加其他的。

区分食物不耐受和食物过敏，不要擅自用药

食物不耐受和食物过敏的反应有时症状相似，比如喝了牛奶就呕吐、腹泻，可能是乳糖不耐受，也可能是牛奶蛋白过敏。如果父母无法确定是什么原因，最好带孩子到医院就诊，让医生结合孩子的症状和临床检测结果，进行综合判断。如果需要用药，家长需要听从医嘱，自己不要盲目给孩子用药。一些食物不耐受检测结果也并非准确可靠，不能作为诊断"金标准"，而应结合孩子的具体症状，或回避以后是否能改善症状。盲目回避饮食，容易造成孩子饮食单一，无法保证摄入充足的营养。

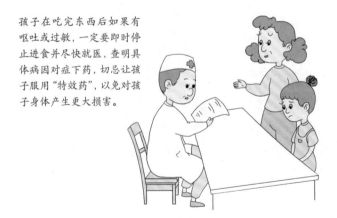

孩子在吃完东西后如果有呕吐或过敏，一定要即时停止进食并尽快就医，查明具体病因对症下药，切忌让孩子服用"特效药"，以免对孩子身体产生更大损害。

铁：预防孩子贫血

铁是人体必需的微量元素之一，它参与血红蛋白与胶原蛋白的合成，促进抗体的产生，对维持儿童正常免疫功能发挥了一定的作用。随着我国儿童营养条件不断提升，铁元素缺乏的状况已得到了持续改善，不过缺铁性贫血依然是阻碍许多孩子成长发育的重要因素。

缺铁会影响孩子的健康

处于生长期的儿童、青少年患缺铁性贫血，容易导致身体发育受阻、体能下降，出现注意力与记忆力调节障碍，会使学习能力下降。青春期孩子骨骼发育旺盛，对铁需求量特别大，如果出现缺铁性贫血，势必影响孩子的健康。

"关键期"更要预防缺铁

不同年龄段补铁建议	
6个月以内	如果是母乳喂养的话，只要妈妈奶量充足，宝宝一般不会缺铁，而且母乳中铁的吸收率可达50%，比配方奶粉中铁的吸收率高很多
6~12个月	每日需摄入铁10毫克，此时正是缺铁性贫血高发的月龄。一般来说，宝宝缺铁多是由于6个月后没有及时添加含铁的辅食所导致的
3~10岁	3岁儿童每日推荐铁摄入量为9毫克，4~6岁儿童为10毫克，7~10岁儿童为13毫克
11~14岁	男孩每日推荐铁摄入量为15毫克，女孩为18毫克。女孩进入青春期，出现月经初潮，铁会随着经血排出体外，因此，处于这一阶段的女孩推荐摄入量相应较高，要积极增加动物性食物的摄入

血红素铁吸收率高

铁是微量元素中的"模范生"，它广泛地存在于多种食物中，如动物性食物（动物肝脏、动物血、羊肉、牛肉等）和植物性食物（黑芝麻、口蘑、黄豆、红豆等）。动物性食物所含铁为血红素铁，植物性食物所含铁为非血红素铁。血红素铁易于吸收，吸收率可达15%~35%，非血红素铁的吸收率在3%~5%，远不如血红素铁高。因此，通过食物高效补铁的方法就是适当增加富含血红素铁的食材的摄入。

鸭血

猪肝

芝麻（黑）

多重营养联动，促进铁吸收

孩子食用含铁丰富的食物时，同时可搭配一些富含蛋白质、维生素的食物。维生素C被称为"抗坏血酸"，它是人体内重要的水溶性抗氧化营养素之一。维生素C可以显著提高膳食中铁的消化吸收率，单独补充维生素C就可以在一定程度上改善人体的铁营养状况。而对于含植酸、草酸等会影响铁吸收的食物则尽量减少食用。

黑木耳（干）

紫菜（干）

专家说

让孩子爱上吃蔬菜，更能促进铁吸收

家长给孩子准备的膳食中要包含足量的新鲜蔬菜、水果（如猕猴桃、鲜枣），这对于儿童补铁十分重要。此外，补充维生素C也有助于提高免疫功能，增强孩子的抵抗力，并促进伤口愈合。

🌊 维生素A: 促进骨骼发育

维生素A是指具有视黄醇生物活性的一类化合物,是儿童较为缺乏的营养素。维生素A与骨骼的发育、免疫功能的成熟密切相关,此外还能促进机体对铁的吸收利用。维生素A可以通过两类食物获得:一类是本身就富含维生素A的食物;另一类是富含胡萝卜素的食物,它们会在人体内转化为维生素A。家长要合理搭配孩子的饮食,让他们通过食物获得足量的维生素A。

▎从出生补充到3岁

宝宝出生后应及时补充维生素A,持续补充到3岁。母乳中的维生素A、维生素D具有较好的生物活性,是婴儿期非常重要的营养来源。虽然维生素A、维生素D均可通过母乳转运给婴儿,但是乳汁中的维生素A、维生素D含量依旧不能满足婴儿体格发育所需,尤其是早产儿、双胞胎、低出生体重宝宝,须出生后及时补充。

缺乏维生素A会导致夜盲症。很多孩子不喜欢吃像胡萝卜这样的"带味儿"蔬菜。家长一定不要强迫,而应该用"搭配魔法"或做成口感更香的蔬果条等,让孩子接受并爱上蔬菜。

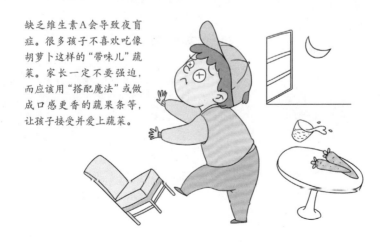

6~12个月	中国营养学会建议婴儿每日摄入350微克维生素A。建议家长按照辅食添加原则，尽早让孩子多摄入富含维生素A的食物。维生素A和胡萝卜素在动物性食物（如乳类、蛋类、动物内脏）、深色蔬菜和水果（南瓜、胡萝卜、西蓝花、菠菜、芒果和橘子等）中含量丰富
1~4岁	每日建议摄入360微克维生素A，每周可以安排1次或2次肝类食物，如鸡肝、猪肝等，每次摄入50克以内即可
4~10岁	每日建议摄入500微克维生素A，要鼓励孩子多吃蔬菜、水果，如番茄、橘子等富含胡萝卜素的食物
11~12岁	男孩每日建议摄入670微克维生素A，女孩每日建议摄入630微克维生素A

🌱 锌: 不可忽视的长高"催化剂"

锌在孩子生长发育的很多方面都起到重要的作用。孩子若出现缺锌的情况，不仅身高受影响，还可能出现全面的发育迟缓等问题。

锌的生理作用

▲ 促进生长激素和胰岛素样生长因子的形成，对身高有重要影响。

▲ 促进骨骼的形成和钙化，促进骨胶原的形成，帮助孩子健康长高。

▲ 促进生长发育和组织再生，孩子如果缺锌，不仅长得慢，还可能在受伤后出现恢复慢的问题。

▲促进智力发育的重要微量元素，脑细胞的发育离不开锌。锌对孩子的食欲也有非常重要的影响，缺锌的孩子一般都食欲不佳，不能好好吃饭，自然就难以获得充足的营养，影响长高。

食欲缺乏也是缺锌的一种表现

一般来说，家长可以通过孩子的食欲来直观判断孩子是否缺锌，如果孩子长期食欲不振、发育迟缓，就要考虑是否有缺锌的情况。最好带孩子去做个检查，确诊后在医生的指导下服用补锌剂，大多数情况下，孩子的食欲很快就能改善，而且身高的增长也会快起来。

适量食用动物性食物补充锌

一般来说，动物性食物含锌量普遍高于植物性食物，生活中常见的含锌较为丰富的食物有瘦肉、海鱼、贝类、坚果、蛋黄等。家长只要平时注意保持营养均衡，并适当添加富含锌的食物，孩子一般不会出现缺锌的情况。

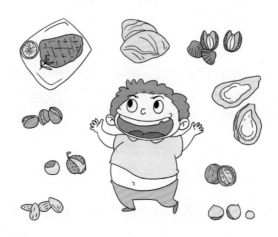

3岁以后的孩子完全可以从食物中
摄取足够的锌，家长要注重饮食的
多样性，保证营养合理均衡。

🌢 低聚果糖：改善肠道功能，促进钙、铁吸收

低聚果糖（FOS）是一种典型的益生元。研究显示，动物或人体摄入低聚果糖，可令肠道中的双歧杆菌增殖，进而改善肠道菌群；低聚果糖可润肠通便，降低血液中的脂质和胆固醇含量，从而改善脂质代谢；抑制肠道中腐败物质的产生，促进钙、铁等矿物质元素的吸收。

▌ 低聚果糖可以改善肠道菌群，缓解便秘

低聚果糖能够被结肠中双歧杆菌、乳酸菌等利用发酵，从而刺激结肠益生菌的产生，改善肠道微生态环境，有润肠通便、增加肠道免疫力的作用。低聚果糖属于小分子水溶性膳食纤维，能吸收水分并使粪便变稀，还可以刺激肠道蠕动，促进排便，预防和缓解便秘。

▌ 含低聚果糖的常见食材

低聚果糖常被添加到奶粉、酸奶和纯牛奶等乳制品中，在羊奶或牛奶中添加低聚果糖可促进发酵过程中双歧杆菌等益生菌的增殖。含有低聚果糖的食物主要包括：黑麦、小麦、大麦、燕麦等粮食；洋葱、芦笋、大蒜、莴苣、番茄等蔬菜，以及香蕉等水果。

常见食物中总低聚果糖的含量（100克可食部分　单位：毫克）

食物类别	食物名称	FOS	食物类别	食物名称	FOS	食物类别	食物名称	FOS
水果	香蕉	140	蔬菜	大葱	850	蔬菜	蚕豆	10
	桃	40		大蒜	390		豌豆	10
	脐橙	30		洋葱	110	谷类	小麦胚芽	420
	紫葡萄	20		韭葱	90		花生米	220
	西瓜	20		莴苣	50		大麦	170
	苹果	10		胡萝卜	20		小麦	130
	甜瓜	10					燕麦	30

膳食营养均衡，
成长"高"人一步

影响孩子长高的因素是多方面的，除了遗传因素、环境因素的影响，孩子的日常饮食更是具有重要作用。家长如果给孩子日常准备的食物比较单一，那么孩子是很容易出现营养不良的，这会阻碍孩子的健康成长。所以，在给孩子准备食物的时候，家长一定要注意营养均衡，确保孩子能够获取到足够的营养物质。

学龄前儿童摄入食物大类建议

除了上述几种关键长高营养素以外，均衡饮食对于长高更加重要。对于学龄前儿童，饮食安排大致如下：

1.谷类、薯类及杂豆类食物：平均每天3种以上，每周5种以上；

2.蔬菜、菌藻及水果类食物：平均每天4种以上，每周10种以上；

3.鱼、蛋、畜肉及禽肉类食物：平均每天3种以上，每周5种以上；

4.奶、大豆及坚果类食物：平均每天2种，每周5种以上。

🔹 学龄儿童每日饮食安排

学龄儿童每日饮食安排可参考如下标准：食物多样，谷类为主，适量吃蛋、鱼、禽、瘦肉，餐餐有蔬菜，天天吃水果，多吃奶类、大豆，适量吃坚果，饮食清淡低盐。

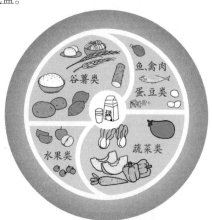

学龄儿童平衡膳食餐盘

学龄儿童除了要保证每日饮食的营养均衡，2022年中国营养学会更新的《学龄儿童膳食指南》还突出强调了营养素养的提高、健康饮食行为的培养、注意体格监测等内容，并提出了家庭、学校和社会共建健康食物环境的措施和建议。具体内容如下：

1. 主动参与食物选择和制作，提高营养素养；

2. 吃好早餐，合理选择零食，培养健康饮食行为；

3. 天天喝奶，足量饮水，不喝含糖饮料，禁止饮酒；

4. 多户外活动，少视屏时间，每天60分钟以上的中高强度身体活动；

5. 定期监测体格发育，保持体重适宜增长。

保健品不如天然食物，能不吃就不吃

针对孩子的保健品，商家的宣传通常是三点：益智、提高免疫力和促进长高。那么，该不该给孩子吃保健品呢？答案是否定的。

发育阶段的孩子，只要不是病理上缺乏某些营养，需要在医生的指导下进行针对性补充，家长不要擅自给孩子吃任何保健品。一方面，保健品普遍存在夸大和虚假宣传，如果保健品的成分含有激素，可能会引起孩子内分泌紊乱，甚至性早熟；另一方面，孩子摄入的营养元素也不是越多越好，比如钙是长高必须的元素，但是如果摄入多了，反而会给身体尤其是肝肾带来负担。而单纯的膳食营养补充，则没有这方面的担忧。

针对长高类保健品，有些商家会宣传其中含有生长激素能促进长高。其实生长激素必须注射使用才会有效果，就算保健品中真有生长激素，孩子吃进去，进入肠胃，也会被完全分解，于长高并无作用。如果是蛋白质类保健品，如蛋白粉等，无论采用多么天然的原料，作用也不如直接吃蛋白质丰富的食物。而且蛋白粉的蛋白质结构非常单一，主要为大豆蛋白，而孩子全面摄取肉、禽、蛋、奶、豆制品等食物中的蛋白质，才能长得快、长得高。

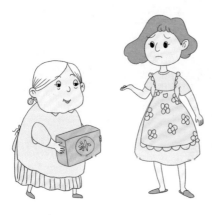

在老一辈人的观念中，万事"补"为先，这就是保健品长销不衰的原因之一。促进孩子长高，家长一定要采用科学的身高管理方法。

吃饭磨蹭——
积极引导，别让营养流失

"吃饭慢，做任何事情都很慢"，这是流传在家长中的话，"孩子吃饭老是慢吞吞"是一个常见的饮食习惯问题，而这也会给孩子带来营养上的缺失，因而必须及时预防这种现象的发生。如果已经出现这个问题，家长一定要帮孩子及早改正。

"吃饭小蜗牛" 营养难吸收

人坐到餐桌前，从开始用餐到结束，有一个最佳进食时间，就是20~30分钟。从开始吃饭，大脑就会调动血液去支援肠胃，让人体更好地消化食物。当一个人吃饭特别拖沓，超过1个小时的时候，大脑就会跟肠胃抱怨："你怎么吃得这么慢，有完没完啊，我要调血液去其他地方了。"长期吃饭磨蹭，会导致孩子无法进食足够营养丰富的食物，饿了加餐营养密度差的食物，如薯片、糖块等，无法让孩子获得充足的营养，长期如此，便会影响到孩子的生长发育。

"追着喂饭" 在学龄前儿童身上很突出

磨蹭、慢食多见于学龄前的孩子，大部分孩子在上学以后，这种情况一般慢慢就会改变。

原因1:老人带孩子时"教养宽容"

现在很多家庭是老人帮忙带孩子，老人的观点大多是"孩子只要吃好了，吃慢点有什么关系，反正我现在有的是时间"。老人带孩子往往还有追着孩子喂饭等不良饮食习惯，这种宽容甚至是"纵容"只会让孩子越来越讨厌食物。

原因2: 注意力不集中

很多家庭有边吃饭边看电视、听音乐等习惯。在这样的环境里，孩子注意力根本就不在饭菜上，吃饭自然就慢。另外，父母边吃饭边玩手机，边吃饭边聊天、打电话，甚至边吃饭边逗孩子玩等，都会给孩子造成不良的影响。

对策1: 将孩子限定在儿童座椅中

对于吃饭乱跑的孩子，最合适的方法就是儿童餐椅，让他无法乱跑，可能一开始孩子会不适应而哭闹，此时家长一定要约束并加以引导。同时说服老人改掉追着喂饭的不良习惯，鼓励孩子自己吃。

对策2: 父母做好表率，吃饭时关闭视屏

对餐桌上的菜，尤其是希望孩子多吃的菜，家长要大加赞美，把孩子的注意力"牵回"到饭菜上，并且在孩子吃饭吃得好、吃得快(仅限于有慢食习惯的孩子)的时候及时进行表扬。

暴饮暴食——
按时控量，不让体重拖累身高

孩子吃东西往往没有节制，遇到爱吃的东西一下子吃很多，可能会造成积食、腹胀、腹痛，甚至发热、呕吐。胃口好的孩子长期暴饮暴食往往会使体重超标。而肥胖不仅是健康的敌人，也是长高的敌人。

避免暴饮暴食，家长和孩子要一起努力

孩子暴饮暴食除了自我控制能力差，对自己的食量不能正确把握外，还可能有心理的因素，对于暴饮暴食的孩子，家庭教育也很重要。常见的原因和对策主要有以下三点。

原因 1：老人"填鸭式"喂养

有种饿叫"奶奶觉得你饿"，孩子离吃饱永远都差一口饭。不仅孩子想吃什么就买什么、做什么，而且还会拼命给孩子喂下去。

对策 1：做好老人育儿科普

需要跟老人交流，普及暴饮暴食和小儿肥胖的坏处，让老人意识到"填鸭式"喂养并不是真的为孩子好。

原因2：日常饮食太单一

有些家长由于工作太忙或者其他原因，对于家庭饮食实在无力"出新"，孩子长期吃的都是固定的几种食物。不但保证不了营养，而且一旦孩子在外遇到没吃过的美食，很容易就"刹不住车"，暴吃一顿。

原因3：缺乏科学的饮食安排

现在很多父母自己的饮食就不规律，对孩子的饮食也缺乏科学系统的安排。孩子对饮食的直观认识就是，遇到不爱吃的不吃，遇到爱吃的拼命吃，便是吃好饭了。比如经常遇到的情况是，"妈妈出差，没人做饭，爸爸带你吃大餐去。""下班晚了，懒得做饭了，想吃什么妈妈给你点。"

对策2：换着花样的给孩子做爱心餐

家长一定要抽时间研究给孩子做什么好吃的，卡通爱心便当、自制小点心、拿手私房菜……让孩子从小就觉得"爸爸、妈妈做的饭是最好吃的"。

对策3：饮食习惯源于言传身教

家长要保持健康的饮食习惯，并且对孩子从小就要教育，吃蔬菜有什么好处，吃肉有什么好处，吃饭时要坐好，要细嚼慢咽等。现在很多情况是，孩子通过幼儿园、小学教育，变得自律，反而家长们在饮食上过于放纵自己，给孩子立了不好的榜样。

挑食、偏食——
激发孩子食欲，消除长高隐患

食物种类的多样、营养的均衡，是饮食的黄金法则。如果孩子出现挑食、偏食的现象，对其成长发育是一个不利因素，家长应该通过多种途径激发孩子对食物的热情，让孩子爱上食物，并均衡摄入多种营养。

对食物缺乏热情，原因很可能在家长身上

孩子挑食、偏食是家长普遍烦恼的问题，当家长总结孩子为什么会挑食，从什么时候开始挑食的时候，会发现，孩子挑食，主要原因其实在于孩子最初接受"新食物"时家长的引导出了问题。

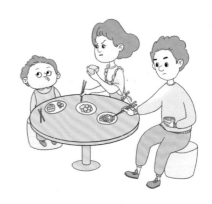

原因1：把吃饭当成家庭会议和育儿会议

很多家庭都喜欢把吃饭时间当成"交流"时间，有时还会说一些不开心的事，大人和小孩的胃口都会受影响。有些家长特别喜欢在餐桌上教育孩子，本来是愉快的用餐和亲子时间，气氛一下子就变得特别压抑，孩子自然就没胃口了。

对策1：保持用餐氛围的愉悦

中国传统礼仪有"食不言寝不语"的说法，意思是嘴里含着食物的时候不要说话；到了睡觉时间不要再高谈阔论。一家人吃饭的时候可以饭前饭后谈一点让大人和孩子都感觉放松愉悦的话题，保持用餐氛围的愉悦。

原因2：绝对化地让孩子什么都吃，强迫进食

作为成年人，家长对食物也有自己的好恶，有些东西喜欢吃，有些东西不喜欢吃。孩子不喜欢吃某种食物自然也很正常。当孩子出现"偏爱"时，有些家长采取责备态度，一种食物不吃就批评孩子偏食，甚至用简单粗暴的方式强迫孩子进食。父母放弃"迂回"政策，一味强迫进食可能会引起孩子的逆反心理，导致厌食。

对策2：不要过分苛责，努力培养孩子的尝试精神

如果孩子无法接受某种食物的味道而不吃，如香菜、香椿、羊肉、葱等，父母在安排饮食时就尽量避开这些食物。如果孩子只是没吃过，或者吃过一次觉得这种食物味道一般就不吃了，父母可以鼓励孩子多次尝试，或者和孩子爱吃的食物搭配起来，将其做成馅、丸子、饼等易于接受的形式。

原因3: 饭菜千篇一律, 单调枯燥

有些家庭, 食材是挺丰富的, 但是做出来的饭菜每天看起来却差不多, 色香味形总是很单调, 很难吸引孩子。时间长了, 大人都没什么胃口, 更别说需要兴趣引导的孩子。

对策3: 让饭菜的花样多起来

吃是家庭大事, 吃出营养健康更重要, "大厨"们不妨备几本营养食谱书, 让家里的饭菜花样多起来, 多尝试做一些色彩丰富、有卡通造型的、充满童趣的菜品, 让孩子一看就想吃。爸爸妈妈如今可以从很多渠道获得营养美味又可爱的儿童餐做法, 比如图书、短视频、美食平台等。

参与感是最好的"助食剂"

家长良好的饮食行为对孩子也有重要影响, 建议家长尽量与孩子一起进餐, 这样可以起到良好的榜样作用。对于孩子不喜欢吃的食物, 家长可通过变换烹调方法, 引起孩子的兴趣: 如将蔬菜切碎, 将瘦肉剁碎, 将多种食材混合成馅, 制作成包子或饺子等; 也可采用给予小份量, 鼓励孩子尝试进食并及时地表扬, 不可强迫进食。家长还应该多制造机会, 鼓励和支持孩子参与到做饭这件事当中。对孩子而言, 做饭不是一件很麻烦、很累人的事, 反而充满了新鲜感和乐趣。家长要鼓励孩子多参与食物的选择与制作, 平时也可以让孩子拿筷子、摆碗、拿纸巾等。孩子便能增强对食物的认知与喜爱。当孩子觉得做饭、吃饭是一件很有参与感和成就感的事情, 吃起来自然就特别香。

讨厌蔬菜和粗粮——
激发兴趣比讲道理更有用

粗粮的颜色有白色、灰色、黑色、橙色等，而蔬菜的颜色更加丰富，家长用五颜六色的食材点亮孩子的餐盘，能促进他们的食欲。实际生活中，孩子会更偏爱某一种或几种蔬菜，这也属于正常现象，家长不要在饭桌上强迫孩子进食或一味说教，这样往往适得其反。

争取每顿饭都包含五种颜色

尽量多鼓励孩子吃颜色鲜艳的蔬菜，每天吃3~5种蔬菜。3~5岁孩子每天吃200~300克蔬菜（相当于1个大番茄的重量）；6岁以上每天吃300~500克蔬菜（相当于2个中等大小的番茄的重量），可分2~3餐食用，像番茄、小黄瓜等可用来作为加餐。而颜色丰富的杂粮饭或杂粮粥也会更受孩子欢迎。

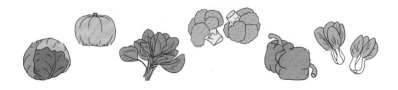

孩子每天食用蔬菜标准		
蔬菜颜色	蔬菜种类	营养解读
深绿色蔬菜	油菜、西蓝花、菠菜、韭菜等	深绿色蔬菜含有丰富的叶酸和其他维生素,有助于调节孩子免疫系统发育,提升抵抗力,少生病,促进长高
橘红色(红、黄、橙)蔬菜	胡萝卜、南瓜、彩椒等	橘红色蔬菜含有丰富的β-胡萝卜素,不仅有助于保护孩子的视力,也能促进生长发育
紫红色蔬菜	红苋菜、紫甘蓝等	紫红色蔬菜含有丰富的花青素和膳食纤维,有助于保护孩子视力,维持肠道健康,助力成长

带孩子体验收获食物的快乐,激发食欲

孩子不爱吃的蔬菜和杂粮,在节假日父母可以带他们去农田认识农作物,参与植物的种植,观察植物的生长过程。家长介绍蔬菜和粮食的生长方式、营养成分及对身体的好处,鼓励孩子亲自动手采摘蔬菜,体验参与的乐趣。这样做不仅能培养孩子爱劳动的好习惯,对自己亲手摘的菜,孩子也更愿意吃。

家长平时可以给孩子讲他(她)喜欢的动画片里,谁喜欢吃什么;故事书里谁喜欢吃什么,孩子有了兴趣自然就想尝试一下了。

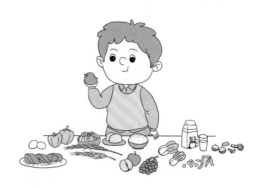

情景化的体验可以增加孩子对食物的"亲近感",进食过程中的安全感也会相应增强。

不肯喝水——
养成好习惯，为新陈代谢添动力

> 每天喝充足的水对孩子的长高意义重大，因为喝足量的水，可以为孩子旺盛的新陈代谢提供动力保障。《中国学龄儿童膳食指南(2022)》中明确建议：孩子每日饮水800~1400毫升，首选白水。

🌢 不要等到口渴才喝水

如果孩子说口渴或者嘴唇已经开始起皮，说明身体比较缺水了。家长可以根据孩子每天的排尿次数来衡量孩子的饮水量，幼儿园到初中的孩子每天小便的次数应该在6次左右，如果低于4次，很可能是孩子喝水过少引起的，应给孩子按需补水了。当然，个别孩子小便次数偏少，但是尿液颜色正常，则说明不缺水。上幼儿园后，孩子不爱喝水，常常与不好意思请示老师、怕尿裤子等有关（女孩尤其如此）。所以家长要和老师保持沟通，和孩子也要经常谈一谈幼儿园里发生的事，鼓励孩子养成勇敢、自信的态度，渐渐克服恐惧心理。

最适合孩子的饮料就是白水

足量饮水可以降低含糖饮料和能量的摄入。净水器过滤后的直饮水、矿泉水等都比较适合孩子；自来水需烧开后饮用，喝温的或者常温的。家长对控制孩子喝碳酸饮料的意识是很强烈的，在实际引导中大多也做得很好，但多少也存在一些误区，比如一些家长觉得给孩子喝鲜榨果汁比喝白水更营养。实际上，鲜榨果汁里的糖分极易附着在牙齿上，造成龋齿；喝果汁还容易造成热量摄取过剩，增加肥胖的风险；并且榨汁过程中会破坏水果中的某些营养成分，直接吃当季的新鲜水果比榨汁更科学。

《中国学龄儿童膳食指南（2022）》建议：喝水可以在一天的各个时间，每次约半杯或一杯，每次喝水100~200毫升。可早、晚各饮一杯水，其他时段可以每1~2小时喝一杯水。建议睡前喝一杯水，早晨起床后空腹喝一杯水。如果孩子不喜欢喝没有味道的白水，家长可以在水中加入 1~2 片新鲜柠檬片或3~4片薄荷叶等，来丰富水的色彩和味道，也可以自制一些传统饮品，如绿豆汤，注意不要添加糖。

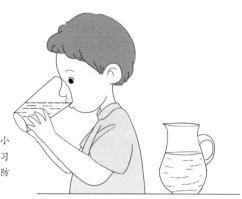

喝水习惯的保持要从小开始引导，这种"味觉习惯"的培养可以有效预防肥胖，助力孩子长高。

爱吃"洋快餐"——
扫除高油高热量食物

孩子不可避免地会接触到汉堡、薯条、炸鸡、薯片、糖果、巧克力、蛋糕等不够健康的食物，这些食物的诱惑是大人都无法抵挡的，更别说孩子。但这些食物对孩子的生长发育有较大阻碍，《中国学龄儿童膳食指南（2022）》将其列为了"红色食品"。

🌀 远离洋快餐等"红色食品"

有这样一个笑话：牛肉是健康的肉食，面饼是健康的主食，生菜是健康的蔬菜，把他们摞在一起，就变成了"垃圾食品"。其实所谓的垃圾食品，并非针对食材本身，而是高热量、高脂肪、油炸、少蔬菜的不健康烹饪方式让这类食物的营养价值大大受损。如果频繁给孩子食用，还会给他们带来严重的健康威胁。

不要把高热量食物当奖励

家长一方面觉得"洋快餐"吃多了对身体不好，不宜给孩子食用；另一方面觉得孩子的童年如果没有这些零食也挺乏味的。于是想出了一个"好主意"，把这些不健康的零食当作"奖励"，当孩子做了某一件值得鼓励或夸奖的事情时，把"洋快餐"当作"奖品"给孩子。在孩子心中就会有这样的印象：这类不健康的食物是"好东西"。以后他们想要拒绝这些食物的诱惑就更难了。

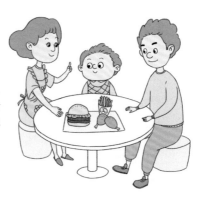

孩子原本就"偏爱"汉堡、薯条、炸鸡等油炸食物，如果这些食物被当作"奖励"，反而会激起孩子对这类食物的渴望。

《中国学龄儿童膳食指南（2022）》对"不健康食物"的食用建议

每周食用1次或更少。这类食物的糖、盐、脂肪含量高，如糖果、薯片、含糖饮料、罐头水果、蜜饯等。

选购预包装食品做零食时，要注意查看食物成分表，选钠盐含量较低的食品。选饼干及面包等时，尽量选不含"人造奶油""部分氢化植物油""起酥油""植脂末"等成分的食品。

吃好"大早餐"，
元气满满长得高

早上正是孩子的身体从睡眠状态转到活跃状态的时候，身体要开始为一天的能量需求做好准备，空空如也的肚子迫切需要能量来供给全身。所以，早餐的质量关系到孩子全天的学习和活动的质量。

早餐将就，成长也会悄悄减速

不管是从营养角度考虑，还是从孩子生长发育的目的出发，营养学界都提倡"大早餐"概念，即早餐不仅要吃饱，而且要吃好。而实际调查显示，学生群体的早餐主要存在以下三个问题。

一是不吃早餐。不吃早餐孩子能量缺乏，不但上午没精神，且午餐和晚餐会吃得更多，增加肠胃负担，还容易发胖。	二是狼吞虎咽吃太快。吃太快会影响食物的消化吸收，也会给孩子带来肥胖的隐患。	三是经常吃油炸食品。如麻团、油条等，营养不全面，常吃会给孩子带来诸多健康问题。

优质早餐的标准：均衡混搭

优质的早餐，营养要均衡，谷薯类、肉蛋类、奶豆类、果蔬类等多种食材都应吃到。

谷薯类

富含碳水化合物，是能量的主要来源，中式的包子、杂粮粥、面条，西式的全麦面包等都可以。

肉蛋类

按照传统饮食习惯，早餐除了包子、馅饼和肉粥，一般人很少会吃肉。所以，为了补充蛋白质，每天早餐保证孩子吃一个鸡蛋十分必要。水煮蛋或蒸蛋都不错，也可以选荷包蛋、鸡蛋饼等作为口味的调剂。

奶豆类

每天早上给孩子喝一杯牛奶，补充优质蛋白和钙质，帮助孩子长高。孩子也可以喝1杯豆浆，但豆浆钙含量比较低，每100毫升豆浆含钙约5毫克(每100毫升纯牛奶含钙约100毫克)，远不及纯牛奶。所以，要保证孩子每天摄入300毫升及以上的奶类。早餐喝豆浆时，可以适量搭配奶酪(10~20克)，也能达到补钙的效果。

果蔬类

早餐的蔬菜一般都比较少，家长可以给孩子换着花样准备一点水果和沙拉。秋冬季或室温较低时，孩子如果早上不想吃水果，家长还可以把水果做成便当，给孩子带到学校课间吃。

8:30之前吃好早餐，才能保证营养吸收

参考通常的入园或入校时间，一般6:30~7:30吃早饭比较合适。家长尽量安排好孩子的作息，不要早上起来就像打仗一样，避免孩子狼吞虎咽吃完就跑，更要避免边跑边吃。晚餐不要吃得太多，否则，孩子第二天早上起来没有胃口，甚至影响其一天的营养吸收。

一周长高黄金早餐食谱示例

周一	1杯牛奶、1个水煮蛋、三明治（全麦面包、煎鸡蛋、生菜叶，可加1片奶酪）
周二	1杯牛奶冲泡全谷类麦片、1个鸡蛋饼、1份果蔬沙拉
周三	1杯豆浆、炒时蔬、1个奶酪鸡蛋饼
周四	1杯牛奶、1~2片全麦面包、1个煎鸡蛋、1个苹果
周五	1碗时蔬荞麦面条、1个荷包蛋、1杯酸奶
周六	1碗杂粮粥（小米、黑米、燕麦、核桃、花生等均可）、鲜肉蔬菜馅饼、1小块奶酪
周日	1杯豆浆，蛋包饭（加时蔬和鲜肉）

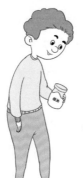

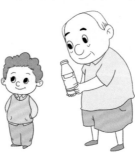

酸奶是牛奶加工成的，含有益生菌，如果孩子不喝纯牛奶，早餐可以选择不加糖的酸奶，但千万不要给孩子喝牛奶饮料。

控制晚餐和节假日大餐，
别给成长添负担

人们将暴饮暴食引发的健康问题戏称为"空闲进补病"，而"假日进补"最严重的群体就是学生。放学、节假日、寒暑假、周末、同学生日、普通聚会等，有很多的因素干扰孩子的正常规律饮食，对长高也会有影响。

代偿式晚餐要不得

在很多家庭，晚餐都是最丰盛的一餐。很多家长的观点是：孩子早饭没时间好好吃，学校的午饭不好吃，那么晚上就应该多吃点。除了晚餐以外，周末、节假日也是同样的，"难得放假""难得过节"成了给孩子暴饮暴食的常见理由。

平时，家长可以根据孩子学校的午餐食谱安排晚餐，调节和补充孩子一天的饮食结构，保证营养均衡。午餐和晚餐之间间隔比较长，幼儿园一般会安排一顿零食加餐；上了小学的孩子，放学时父母可以给孩子带一点水果、酸奶等健康零食，作为营养补充。

从小养成不吃夜宵的好习惯

不少家长觉得孩子说饿了，自然就该吃东西，能吃总比什么都不吃强，所以并不禁止孩子吃夜宵。夜间睡眠时间是生长激素分泌的高峰，尤其是夜里11点到凌晨1点之间。这个时间段，晚饭的食物基本消化结束，身体里的血糖也降到一个比较低的水平。但如果经常吃宵夜，而且宵夜中碳水化合物很多的话，夜间睡眠时血糖水平也会相对较高。有研究显示，血糖维持在低水平状态有利于生长激素的分泌，反之则会抑制生长激素的分泌。

学生的"优质夜宵"：牛奶+水果

初中、高中时期的孩子，课业压力较大，熬夜很难避免，同时这个阶段又是孩子长身体的关键时期，很多家长变着法儿给孩子做宵夜。其实这种做法并不利于孩子长高。晚饭以后，除了饮水，最好不要给孩子吃任何东西。如果孩子熬夜学习，通常准备一杯奶和少量水果就可以了，不宜给孩子吃主食类等热量过高的宵夜。

专家说

晚餐是一天饮食结构的补充

孩子的晚餐整体上应以易消化的食物为主。晚餐可以作为一天饮食结构的调节和补充，早上和中午没吃哪类食物，家长晚上针对性地做一两道，让孩子在一天内的营养结构合理均衡。晚餐时间不宜过晚，晚上6:00~7:00为好；进餐的时间不宜过长，控制在20-30分钟即可。

正确选择零食，
作为成长的有益补充

一些家长觉得孩子吃了零食就会不好好吃饭，或者零食就等于膨化食品、糖果、蛋糕等，并认为这些都有害。其实家长不必对零食全盘否定，并非所有零食都是不健康的。当然，家长过度给孩子提供零食、饮料会导致孩子缺少饥饿感，孩子习惯饥饿时吃零食则会影响生长发育。

🖋 科学补充健康零食，对孩子有益无害

合理食用零食可作为对正餐的有益补充，家长不要简单地杜绝孩子吃零食，应正确引导。《中国学龄儿童膳食指南（2022）》建议，学龄儿童可以在正餐为主的基础上，合理选择和食用零食，但不能用零食代替正餐，也不应影响正餐。

选择干净、营养价值高、正餐不容易包含的食物作为零食，如原味坚果、新鲜水果、奶及奶制品等。但含盐、油或添加糖高的食品不宜作为零食，如辣条、薯条、薯片等。也不能把没有生产日期、无质量合格证或无生产厂家信息的"三无"产品作为孩子零食。

孩子吃零食的时间不宜离正餐时间太近，可以在两餐之间吃。吃零食和正餐最好间隔1小时以上，睡前半小时最好不要吃零食。看电视或其他电子产品时不宜吃零食，玩耍时也不宜吃零食。吃完零食要及时漱口，注意口腔卫生。吃零食的量不宜多，以不影响正餐食欲为宜，零食提供的能量不要超过每日总能量的10%。

▍让孩子吃五颜六色的水果

不同品种的水果营养成份各不相同，如果觉得查阅资料、进行搭配过于复杂，那么可以让孩子吃不同颜色的水果，这种"搭配法"简单又方便。

一些上市时间短，不耐储存的水果，如西瓜、荔枝、杨梅等最好吃当季的。尽量不给孩子吃反季节的水果。苹果、香蕉等耐储存的水果则不必过分强调季节性。某些水果的营养会集中在果皮部位，洗干净带皮吃比削皮吃的营养更好，如苹果和梨。水果榨汁会破坏水果中很多营养成份，应尽量鼓励孩子直接食用当季新鲜水果。

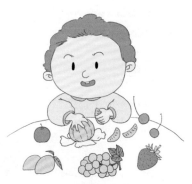

让孩子自己动手做水果拼盘，用模具切各种形状，培养孩子动手能力的同时，也让孩子更了解每种食物，爱上吃水果。

▍换着花样吃坚果，优势互补

坚果类零食脂肪含量较高，如果吃得太多可能会导致热量摄入较多，也会影响孩子正常的 三餐。建议3岁以上孩子每天吃的坚果量以人人手握1小把为宜（约10克果仁）。坚果富含油脂，热量也不低，虽然坚果香脆可口，孩子可能也会对某种坚果"情有独钟"，但一定要引导孩子换着花样吃坚果。可以将坚果加进蔬菜制成的食物中一起食用，不仅可以均衡营养，还能防止摄入过多脂肪，预防肥胖，为长高添动力。

▍吃点心类零食的最佳时间：下午

午餐和晚餐之间的时间较长，期间适当补充一点点心类零食有助于孩子保持旺盛的精力来活动和学习。最佳的补充时间是下午3点到3点半。家长可以选择简易的烘焙教程给孩子做一些小点心。一些需要较严格控制食量的蛋糕等甜食，也可以安排在下午。吃完零食后让孩子好好漱口，以减少龋齿等风险。"零食表"的安排可以让孩子一起参与，这样孩子会更加乐于遵守规则。原则上，零食的品类一周一变，既让孩子有参与的兴趣，又实现了饮食均衡。

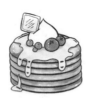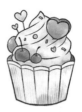

面包卷、松饼、杯子蛋糕等甜点，可以偶尔给孩子作为下午的加餐。建议家长自制，如果购买一定要看清配料表，添加色素、香精和氢化植物油的甜点不宜购买。

家长以身作责，带孩子远离不健康零食

当家长希望孩子从小养成吃健康食品的好习惯时，先要思考一下自己是否能做到。如果家里不存放糖果或者是炸薯片的话，孩子也就不会吵着向父母要这些零食了。孩子总是"有样学样"，如果父母用"双重标准"要求孩子，孩子很难树立起规则意识。所以家长必须以身作则，身体力行，帮助孩子形成良好的饮食习惯。孩子在幼儿时期就能在家长的帮助下建立起健康的饮食行为习惯，随着年龄增长逐渐形成自己对零食的态度、行为，这样不仅有利于孩子保持身体健康，也能使其受益终身。

若要把零食带回家，规则要讲清

有些东西是孩子坚决不能食用的，比如碳酸饮料，明确告诉孩子喝碳酸饮料的害处。有些食物无法完全杜绝，家长就给孩子一个正面的解释，如汉堡、薯条、炸鸡，家长要明确跟孩子说，这个可以吃，但不够健康、热量高，偶尔吃了就要增加运动量等。而且要定好规则，比如每月只能吃1~2次。有些东西只在特殊的时候吃一点，比如蛋糕、冰激凌，和孩子约定好，其他时间是不可以吃的。每天有固定的零食时间，家长安排好吃又健康的零食，孩子自然就不会总记挂那些不健康的食物。

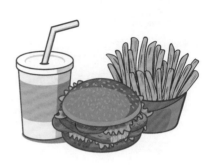

🌱 用时间表"看管"好零食袋

孩子代谢快，正餐又不宜吃得太饱，适当吃一点零食，既满足孩子对零食的渴望，又是对正餐的有益补充。零食对孩子的危害主要体现在两个方面：一是家长选择一些本身就不属于健康零食的食品，如果冻、薯条、爆米花、棒棒糖等；二是没有安排好零食的时间，这会影响到孩子的正餐。所以，家长除了让孩子不吃或者少吃不健康的零食以外，还应把零食变成一日三餐外相对固定的加餐，以规定好零食食用时间，尤其是面包、饼干等点心类甜食和高热量食品，让零食成为孩子成长的助力而不是长高的"营养陷阱"。

专家说

零食有分类，食用有规矩

据《中国儿童青少年零食消费指南》中对零食的分类提示，零食选择可分为经常食用（可每天食用，比如坚果、牛奶、水果、烤红薯等）、适量食用（每周吃1~2次，比如牛肉片、奶片、海苔片等）、限量食用（每周最多吃1次，比如棉花糖、膨化食品、巧克力派等），家长应学会如何正确选择零食，区分和限制孩子食用零食的种类，引导孩子建立良好饮食习惯。

牛奶及奶制品——
最佳长高零食

牛奶营养丰富易吸收，其所含的钙是孩子骨骼发育的重要营养素之一，不过牛奶一定要科学饮用。有些孩子并不适合喝牛奶，比如喝奶容易引起腹胀的儿童；乳糖不耐受的儿童喝牛奶容易拉肚子；喝牛奶还会促进胃酸分泌，如果有消化道溃疡、胆囊炎等消化道疾病的儿童要少喝牛奶。

适量喝牛奶补充营养又助眠

对于大部分孩子来说，每天应补充300~500毫升牛奶，即普通盒装牛奶2盒或冲泡2杯奶粉。分两次喝，一杯可以作为早餐的营养补充，另一杯则可以在晚餐到睡前的时间喝（不能太靠近睡眠时间），能起到助眠的作用。

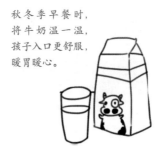

秋冬季早餐时，将牛奶温一温，孩子入口更舒服，暖胃暖心。

选对、喝对牛奶大有讲究

研究证实，增加牛奶摄入，有利于促进儿童身高发育和骨骼的健康。奶和奶制品从品牌到品种，五花八门，家长到底该怎样给孩子选择呢？

牛奶不是越鲜越好

不建议给孩子饮用现挤鲜奶，因为现挤的牛奶未经过科学检测，难以保证牛奶的品质，即使煮沸也不能保证完全去除有害物质。信誉度较好的大品牌成品鲜奶，经过完整的杀菌消毒程序，牛奶的营养也最大限度得以保留，适合孩子饮用。家长为了孩子喝到更安全的鲜奶，可以选择2~3个口碑好的品牌鲜奶，每隔一个月给孩子换着喝。

奶味饮料不是奶

奶味饮料本质上不是奶制品，它的营养价值无法与牛奶相提并论，而且含糖量较高，不宜给孩子喝。现在流行的奶茶，热量高，更不宜给孩子喝。

奶粉和鲜奶轮替补充

现在除了婴幼儿奶粉以外，针对不同年龄段的孩子，也有一些奶粉产品，奶粉产品会根据不同年龄孩子的生长需求，添加一些有益的营养元素，而且奶粉冲泡后的营养跟鲜奶差别不大，家长可以安排好时间，用奶粉和鲜奶轮替的方式给孩子补充蛋白质。

酸奶是牛奶的有益补充

酸奶本身营养丰富，而且含有有益菌，有助于改善肠道菌群，可以作为牛奶的有益补充。对于不接受纯奶的孩子，家长可以适量增加低糖或无糖酸奶的量，每天可以给2岁以上的孩子安排100~200毫升低糖或无糖酸奶。

第3章

边睡边长，
睡好了长得高

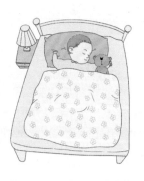

　　优质的睡眠过程中，生长激素也在加速分泌，最高峰可达到清醒时的3倍。生长激素作用于肝脏，肝脏会产生胰岛素样生长因子，能够促进骨骼的生长。所以有人说，良好的睡眠就是天然的"长高良药"。

"睡出来"的高个子

人在睡眠时，生长激素却在"勤快加班"，尤其深度睡眠时，生长素分泌往往会达到高峰。优质的睡眠可以保证生长素分泌量，若睡眠质量下降，就会抑制生长激素的分泌，这会直接影响孩子的身高增长。

学龄前孩子也会有睡眠问题

国内外研究发现，学龄前儿童睡眠问题的发生率在20%~65%，且在睡眠问题的发生率以及严重程度上，我国儿童的睡眠问题较其他国家儿童更多。学龄前期又是睡眠模式和饮食习惯形成的关键时期，健康的睡眠对儿童体格生长、机体免疫、神经发育、情绪应对、认知功能以及人际交往等都有重要影响。

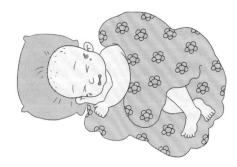

不同年龄段孩子睡眠时长表	
月龄/年龄	睡眠时间
0~1个月	每天20小时左右
1~2个月	每天14~20小时
3~5个月	每天14~18小时
6~12个月	每天13~16小时
1~3岁	每天12~14小时
3~6岁	每天10~12小时
6~13岁	每天8~10小时
13岁以上	每天不少于8小时

晚上11点到凌晨1点是生长激素分泌的高峰

脑垂体分泌生长激素是脉冲式的，高峰在夜间和凌晨睡眠期间，对孩子来说，晚上11点到凌晨1点是生长激素分泌的高峰。如果孩子晚上睡得太晚，甚至到12点还没有进入到深度睡眠状态，就会严重影响生长激素的分泌，影响长高。

夜间睡不好，午睡可以适当"让路"

午睡对于孩子保持充沛的精力和体力十分有帮助，但是午睡并不会促进生长激素的分泌。午睡讲究的是"小憩"，不宜睡太长时间，对于上学的孩子，每天中午小睡半个小时左右就足够了。午睡时间过长，孩子不仅下午会疲劳没精神，还会影响夜间睡眠。

协助孩子管理自己的时间

当孩子有了自己的房间以后，监督孩子睡觉、少玩手机就变成了家长和孩子斗智斗勇的过程。现在很多孩子叛逆心强、脾气大，所以在安排孩子规律作息这一点上，家长一味地去管，不一定能起到好的效果，堵不如疏，可以和孩子商量，让孩子自己制订作息时间表，父母只负责监督执行。

⬥ 制订清晰的作息规则

▎晚上睡觉不宜超过9点半

晚上睡觉和早上起床的时间要确定，晚上睡觉不宜超过9点半，早上在6点半起床，把握生长激素分泌的高峰期。

▎写作业不拖沓

其实孩子之所以每天都感觉时间不够用，大多是因为有拖沓的习惯。父母可以将晚上写作业的时间固定化，要求孩子在规定时间内写完作业。这样会提高学习效率，孩子适应规则后，也会尝到有更多时间休息、玩耍的甜头。

睡前远离电子产品

大多数家庭难以杜绝孩子玩电子产品，父母可以跟孩子约定一个相对合理的时间，尤其是睡前不要使用电子产品。

不要拿睡眠时间换成绩

好的成绩从来就不是靠磨时间来达到的，正确的学习方法、合理的作息、充分的营养保证，才是既能保证孩子健康成长，又能提高成绩的正确做法。孩子晚上熬夜学习，不仅效率低下，而且影响第二天上课听讲。同时，睡眠质量低下时生长激素的分泌也会受到限制，从而影响孩子的身高。

仪式感让孩子养成睡眠好习惯

所谓睡觉的仪式感，就是睡前固定时间，做几件固定的事情，从生理到心理上来强化孩子"我该睡觉了"的想法。

固定的开始时间。比如晚上7点半或者8点，就跟孩子开始做一系列的睡前准备工作。

按时刷牙、洗脸。刷完牙以后就不可以吃任何东西了。睡前小便，排空膀胱，可以避免晚上起夜或者尿床。

选好陪睡娃娃。每个孩子都会有自己喜欢的玩具，可以让孩子选择最喜欢的玩具陪自己入眠。

睡前故事（音乐）不能少。分房睡不代表让孩子自己一个人入梦，每天晚上父母不管有多忙，都应该有一个人陪孩子讲故事，一直到孩子入睡。这种亲子方式不仅适合学龄前的小朋友，一直到孩子小学毕业以前，睡前的这个仪式都应该坚持下去。

选好寝具，调整睡姿，
关爱脊柱健康

孩子每天有超过1/3的时间躺在床上，挑选合适的床垫不仅有助于提高孩子的睡眠质量，而且对脊柱的健康也十分重要。脊柱是身体的支柱，不仅关系到身高，更关系到整体的健康发展，孩子睡姿、坐姿长期不正确，都容易引起脊柱的变形。

品质佳的弹簧床垫更适合孩子

床垫过软，刚躺上去是很舒服，但是人陷进去，睡着了以后翻身困难，而且很难对脊柱形成有力支撑；太硬的床垫难以平衡地承托身体的各部位，对脊柱造成的伤害更大。所以，选择的床垫既不能过软，也不能过硬。

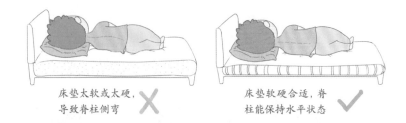

床垫太软或太硬，　　✗　　　床垫软硬合适，脊
导致脊柱侧弯　　　　　　　　　　柱能保持水平状态　　✓

床垫软硬度的选择，如果是婴幼儿，直接将宝宝放在床垫上，床垫下陷1厘米左右为宜。儿童和青少年，选购前可以让孩子试躺一下。好的床垫，要求人侧卧的时候，脊柱基本可以成水平状态，仰卧的时候，对臀部、腰部、肩部都能形成有效支撑。很多父母有一种错误的观点：弹簧床垫属于"廉价"床，不加弹簧的"纯天然"床垫才是最好的。而实际上，弹簧床的特性能更好地支撑脊柱，更适合正在长身体的孩子。

合适的枕头才能保护颈椎

颈椎健康不仅影响长高，对孩子的智力发育也有影响。家长大都比较关注孩子的坐姿，却往往忽视枕头对颈椎的影响。枕头高度的选择主要考虑孩子的脊柱发育，尤其是颈椎发育，脖颈以及背部的落差不能太大，否则会影响孩子的睡眠质量和生长发育。

0~1岁不需要枕头

1岁以下可以不用枕头，如果孩子睡觉容易出汗，家长可以将纯棉毛巾叠起来垫在宝宝头下，高度不要超过2厘米。

1~3岁，5厘米以下枕头

1岁以后，家长可以给孩子准备一个高度为2~4厘米的小枕头，最好不要超过5厘米，让孩子睡觉时颈部不悬空，有支撑。

4岁以后，用6厘米左右的枕头

4岁以后，家长可以给孩子选择6厘米左右的儿童枕，弹性要适中，孩子睡在上面，经过头部的下压，枕头厚度变为4厘米左右为宜。

❈ 选好枕芯，睡得放心

枕芯是枕头的填充物，挑选也很有讲究，有些还要做好定期更换。

▎乳胶枕
——品质佳可以选用

乳胶枕的弹性好，有抑菌杀菌等功效，但是选择的时候最好亲自试用一下，千万不要只看品牌，有些乳胶枕回弹比较慢，而且透气性并没有宣传的那么好。

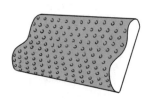

▎纯棉或纯蒲绒的枕头
——尽量不用

过于柔软，枕头厚的话，头容易陷进去影响呼吸，枕头薄的话一下子就压平了，跟没垫枕头一样，一般不推荐给孩子使用。

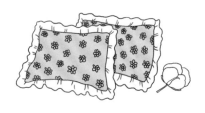

▎茶叶、荞麦、茶梗、绿豆等枕头
——定期更换

这类枕头具有软硬适中，透气性好的特点。但这类枕头可能会有点"扎人"，孩子如果抗拒使用，千万不要强求。这类枕头的枕芯需要定期更换，尤其是在潮湿的南方。对于过敏体质的儿童，如果皮肤过敏时有发生，一定要谨慎使用。

▎充有中药材和干花等的枕头
——不宜选用

决明子等中药枕或者干花等香味较重的功能枕均不宜给孩子使用。

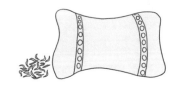

🔹 其他寝具挑选要点

除了关键的床垫和枕头以外，其他寝具家长也要多用心，材质、颜色、图案等选对了，都会对睡眠和长高有促进作用。

▎床单和被罩

最好选择纯天然面料，不必过于昂贵，强调舒适性和透气性，平时可以选择纯棉质地，炎热的夏季可以选择棉麻混纺面料。颜色和图案不妨多尊重孩子的喜好和意见，以较浅颜色为宜，过于鲜艳的颜色容易让人兴奋，不利于入睡。

▎被子

给孩子选择被子的原则要"轻""薄""透"，不要"重""厚""捂"，哪怕是冬天，也不应给孩子盖特别重或多层的被子。判断孩子睡着后是否冷，首先看孩子的睡眠情况，如果孩子睡觉安稳、呼吸均匀、手脚温暖，说明被子的厚度刚好；若孩子蜷缩着，家长要摸一摸孩子露在外面的手，发凉则是盖少了；孩子满头大汗，不停蹬掉被子，说明盖多了或者室温过高，要做好调节。

▎睡袋

从会翻身一直到六七岁，有些孩子晚上睡觉特别"不老实"，经常蹬被子，家长晚上要不停地给孩子盖被子，这时候一个合适的睡袋就可以解决问题。睡袋有多种款式，常见的有背心式、信封式、喇叭式等，家长可以根据需要选择，其中胳膊部位可拆卸、脚底可以用拉链打开的睡袋，使用比较方便。睡袋可以保证孩子的睡眠质量，有助于孩子生长发育，不会因为孩子有蹬被子的习惯而受凉。

良好的睡眠环境
帮助长高

　　拥有良好的睡眠环境是孩子获得高质量睡眠的关键，而好的睡眠环境通常要保持安静，要避免外界噪音的干扰，同时室内光线应柔和，避免强光的刺激。

不要开灯睡觉

　　"开灯睡觉导致孩子长不高"，让家长开始惴惴不安，因为很多孩子都有这个习惯。那么"开灯睡觉"和"生长发育"这两者之间到底有没有关联呢？喜欢开灯睡觉的孩子会不会因此长不高？

开灯睡觉会影响褪黑素分泌

　　光源刺激会导致褪黑素分泌异常，开灯睡觉会影响人体内褪黑素的分泌，褪黑素和孩子的生长发育并没有直接关联，不过其分泌状况可以影响睡眠质量。

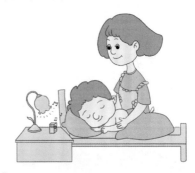

褪黑素是人体分泌的一种激素，它的重要作用就是改善睡眠质量，有效缩短睡前觉醒时间，减少睡眠中的觉醒次数，缩短浅睡阶段，延长深睡阶段。简单说，褪黑素可以让孩子睡得快，睡得沉，不易被惊醒。睡眠质量是孩子生长发育的重要因素，所以孩子入睡后尽量不开灯。

▍温暖柔和的灯光可以陪孩子入眠

有时候孩子在睡眠中会出现哭闹、惊醒；还有因为害怕，不愿一个人睡的情况。孩子年幼，身体发育还不太完善、成熟，白天经历的一些事情，或者接触到的一些负面的东西，夜里就会像放电影一样循环播放，导致孩子睡眠质量下降。温暖、柔和的灯光可安抚孩子情绪，有助于入眠。当孩子开始入睡时，家长可以点一盏小夜灯，等孩子完全睡着后，再将其关上，或者在掌握孩子的睡眠规律后进行定时设置，也很方便。

降低噪音

噪音会严重影响孩子的睡眠质量，让孩子很难到达深睡眠状态，从而严重影响智力发育和生长激素分泌。有些家长觉得孩子睡觉比较沉，很难吵醒，当孩子入睡以后，就开始在房间里看电视或者开着外放玩手机。虽然孩子没有被吵醒，但是这些噪音依然会被孩子的耳朵接收，被他的大脑所感知，加上手机、电视的光线，一样会影响孩子的睡眠质量。

▍儿童房尽量选在不靠马路那一侧

生活在城市中，车流日夜不息，随之而来的噪音也是难以避免的。家长进行自家房子的功能分区时，在综合考量光照、安全等条件后，尽量选择离马路远的房间作为儿童房。

孩子能正常入眠就不必放白噪音

自然状态下绝对的白噪音并不存在，比较接近白噪音的声音有小雨淅淅沥沥的声音、小溪的流水声、风吹过树叶的沙沙声、树林深处不间断的鸟鸣声、夏日的蝉声等。白噪音有帮助睡眠的功效，可以让人们睡得更稳定，更香甜。如果孩子睡觉的时候周围环境中恰巧有这种声音，父母可以不必特意隔离回避。现在有一些专门播放白噪音的音乐作品，如果孩子平时睡眠正常的话，家长则没有必要特意去放给孩子听。

20度是舒适的睡眠温度

直观体现睡眠环境是否舒适的就是温度和湿度。不同人的感觉会有差异，多数人感觉舒适的睡眠温度为20度左右。天气过冷或过热时可以通过暖气或空调调节，而当温度变化没有那么强烈时，可以通过增减被褥等方式让孩子获得舒适的睡眠。

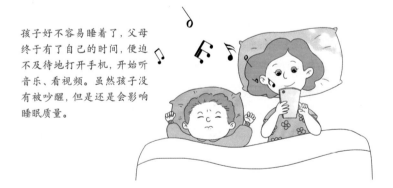

孩子好不容易睡着了，父母终于有了自己的时间，便迫不及待地打开手机，开始听音乐、看视频。虽然孩子没有被吵醒，但是还是会影响睡眠质量。

孩子卧室的合适湿度

一般来说，室内空气湿度在40%~70%都属于比较舒适的范围。空气湿度过低，人会感觉鼻腔干燥，出现类似"上火"的症状，甚至流鼻血。比如北方冬季供暖时，可以通过开加湿器来适当增加空气湿度。空气湿度过高，比如南方的梅雨季节，室内湿度长期在90%以上，被褥、衣服发潮，人身上也湿漉漉、黏糊糊的，睡不安稳。这时只能求助空调的除湿功能了。家里如果有调节湿度功能的空气净化器，北方家庭调节到50%~60%，南方家庭调节到60%~70%，是比较舒适的区间。

早晚通风，保持室内空气新鲜

正常情况下，每天早晚都要开窗换气至少半小时，保持室内空气的新鲜。遇到沙尘或其他污染较严重的天气，可以使用空调的换气功能。现在很多家庭都购买了空气净化器，首先购买净化器要选择信誉度高的品牌产品，以此保证空气净化的效果且尽可能消除安全隐患；然后要根据机器的使用说明定期维护和更换耗材；最后，如果天气好，还是要坚持开窗通风。

身高不理想孩子的
常见睡眠问题

身高不理想的孩子，很多有不同程度的睡眠问题，除了极少数病理性因素外，大多数是生活习惯或饮食习惯引起的，家长不妨先自查一下，让孩子在优质睡眠中健康长高。

应对突发情况，让孩子睡得安安稳稳

环境突然变化

当环境突然发生改变的时候，往往会影响睡眠，年龄越小的孩子越明显。在外旅行、分床分房睡、长假前后等，有些孩子往往睡不安稳。父母可以给孩子带一些熟悉的寝具，如常用的枕头、陪睡娃娃等小玩具。环境刚改变的时候，孩子入睡前父母要多陪伴。

白天受过惊吓

年幼的孩子，如果白天受了惊吓，会导致晚上睡不安稳。大一点的孩子，如果睡前看了惊险刺激的影视作品或小说，也会出现睡不安稳的现象。此时家长抱一下或者轻轻拍几下，可以缓解；大一点的孩子晚上则应禁止看影响睡眠的视频或文章。

🌢 睡眠浅、易惊醒可能是缺钙

如果没有受到外因的刺激，但孩子时常容易惊醒，应当去医院咨询一下。钙缺乏会影响脑部神经元的代谢，让人长时间处于相对兴奋的状态，容易影响睡眠质量。如果孩子睡眠浅、易惊醒，还伴有盗汗、枕秃等现象的话，应先去医院检查一下，看看是否缺钙。

🌢 偶然说梦话无需担心，反复说梦话可能影响发育

孩子说梦话的时候父母不要吵醒他。如果孩子长时间反复说梦话，父母就需要引起注意，及时排查相关原因。以下两种原因需重点关注。

▌神经衰弱

不要以为神经衰弱是中老年人的专属病症，长时间的家庭关系紧张或持续的课业压力，都会影响孩子的身心发展。如果问题未能及时获得缓解的话，可能发展成神经衰弱，影响孩子的睡眠质量。

▌肝火旺盛

多见于神经功能不稳定的孩子，表现为长期说梦话，梦话内容比较连贯，有时候做着梦还会唱歌、笑、哭等。这时候要让孩子三餐吃得清淡一些，远离油腻、不消化的食物。

不管什么原因，若孩子时常说梦话，很可能存在健康方面的问题。家长应尽早带孩子就医，查明原因，尽早调养或治疗。

纠正磨牙，从改变睡眠习惯开始

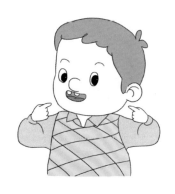

　　磨牙对孩子睡眠和其他健康方面都有不良影响。孩子睡觉磨牙，家长第一时间可能认为孩子是不是缺钙了，实际上造成孩子磨牙的原因有很多，比如晚饭吃得太饱或晚饭时间跟睡眠时间间隔太短；白天过于疲倦或受了外界的刺激出现精神紧张；睡觉期间钻被窝等，都可能导致磨牙。

磨牙的危害

影响睡眠质量	磨牙是睡不踏实的一种表现，会影响生长激素的正常分泌，长此以往，孩子得不到充分休息，就会影响其长高
损伤牙釉质	睡觉磨牙是一种"干磨"，对牙齿表面的牙釉质伤害很大，长时间下来，牙齿会变得敏感而脆弱，出现牙龈炎、牙龈萎缩等情况
导致牙齿移位，面部变形	长期磨牙可能会引起牙齿的松动和移位，影响牙齿美观；咀嚼肌也会变得粗大，导致孩子脸型变化，影响面容美观
影响情绪和白天活动	晚上磨牙时间过长，咀嚼肌一直处于一种疲劳状态，起来后腮帮发胀，甚至头晕头痛，会影响白天的学习和活动

 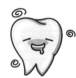 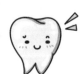

第4章

爱运动的孩子
身高不掉队

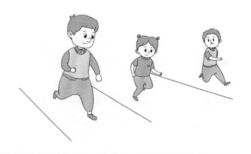

爱运动的孩子积极乐观、充满勇气、更健康、长得更高。身高增长是由生长激素调控的，运动是促进生长激素分泌的好方法。运动还可以促进血液循环，加速新陈代谢，使骨骼生长加速。同时，运动还能增进食欲，改善睡眠质量，让孩子心情愉快，这些都是身高增长的必要因素。虽然运动有利于长高是确定的，但是要注意选择合适的运动项目，运动的时间和强度也要做好安排。

站有站姿，坐有坐态，
调好日常体态能长高

"站没站相，坐没坐相"，往往用来形容人的日常体态不佳。俗话说"站如松，坐如钟"，小树苗要想长成参天大树，除了阳光雨露、土壤肥料以外，修剪得姿势挺拔也是十分重要的。正在长身体的孩子也是如此，如果孩子坐、卧、立、行越来越"无矩"，家长一定要及早对其进行纠正。

🌢 不良姿势让视力和脊柱都"受伤"

孩子站着时肩膀向前下塌，含胸驼背，看起来像个"小老头"；坐姿不良，比如趴着看书、写作业，瘫在沙发上看电视、玩手机等，如果不及时纠正这些姿势，不但会影响孩子视力，还会影响脊柱发育，导致脊柱侧弯，阻碍孩子长高。纠正孩子不良姿势可以采取以下两个小方法，矫正体态的同时，可以帮孩子养成规律运动的习惯，培养积极向上的精神。

适当"罚站"，纠正不良姿势

"罚站"可以作为纠正孩子不良体态的一种手段，比如孩子想要看电视时，家长可以让孩子后背靠墙，脚跟、臀部、背部、后脑勺全部靠墙，保持好该姿势，可以看15~30分钟。这样既控制了孩子看电视的时间，又有助于纠正孩子的不良姿势。

舞蹈、体操，练出好气质

参加课外舞蹈班的孩子大多数是女孩，其实男孩的父母也可以让孩子参加一些基础的舞蹈班或练习体操，尤其是体态上已明显不够"端正"的孩子。基础的舞蹈和体操练习不仅可以培养孩子优雅的气质，还可以让其保持良好的姿势。

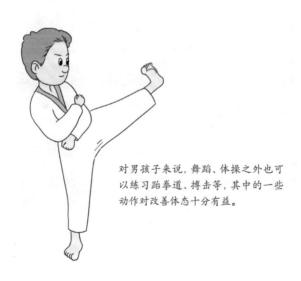

对男孩子来说，舞蹈、体操之外也可以练习跆拳道、搏击等，其中的一些动作对改善体态十分有益。

拉伸运动，
"轻拉" 身高长个子

有利于长高的运动首选能拉伸、刺激脊柱和腿部的运动，同时也要注意全身的协调锻炼。拉伸运动对孩子的长高效果非常明显，包括主动拉伸和被动拉伸。

拉伸可以增加肌肉关节的柔韧性和力量

主动拉伸是指靠肌肉的力量使形体保持某一个拉伸的姿势，可以简单称为用力拉伸。被动拉伸则无需用力，靠自身的重量或器械的重量来使肢体拉伸到一定程度。拉伸可以增强肌肉关节的柔韧性和力量，同时有促进关节处软骨组织发育的作用，有助于孩子长高。

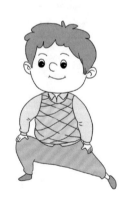

🔥 简单易做的拉伸运动

适合孩子做的拉伸运动有吊单、双杠，舞蹈等。除此之外，还有一些孩子在家就能进行的简易拉伸运动。

坐位体前屈

坐位，双腿伸直，身体前压，双手抓住双脚，坚持30秒到1分钟，重复5~10次。

左右压腿

压腿运动非常适合作为碎片时间的放松运动，如课间10分钟。多用于运动热身，给关节"预热"，以预防运动扭伤。每次做2~4个八拍。

抬高压腿

一条腿抬高到器械(墙壁、单杠等)上，上身前倾，可前后可左右进行。双腿交换，各5~10分钟。不必强求压到多大角度，以略有酸痛感为宜。除非在专业老师的指导下，否则家长不宜强求孩子做一些深度下腰、劈叉等难度较大的动作，以免造成运动损伤。

专家说

不建议孩子长期练瑜伽

瑜伽是非常适合成年人的一种运动，虽然有良好的拉伸效果，但是不建议儿童长期练习瑜伽。因为，很多瑜伽动作需要长时间保持一个姿势，从长远看不利于孩子的骨骼发育。

弹跳类运动，
刺激关节发育

> 弹跳类运动对孩子长高的影响跟拉伸类运动类似，不过属于时间更短、爆发力更强、拉伸程度更大的运动，两者相辅相成，可刺激关节处骨骼发育。

🔥 跳绳是最简便的弹跳运动

　　最适合孩子的弹跳类运动就是跳绳，跳绳具有器械简单、安全性强、上手容易、不受场地限制、玩法多样(可单人可多人)、可自娱可竞技等优点，而且对孩子长高的效果明显。跳绳已成为一些学校体育考核的项目之一，很多医院的长高门诊给孩子开的运动处方也有跳绳运动。当然，既然是运动，依然需要孩子不断地科学训练和磨练，保持良好的锻炼习惯。

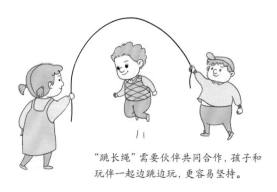

"跳长绳"需要伙伴共同合作，孩子和玩伴一起边跳边玩，更容易坚持。

🌱 其他简单有效的弹跳运动

很多适合孩子的小游戏都属于弹跳类运动，比如"跳房子""跳皮筋""斗牛"等。现在城市里的孩子很少接触这类运动，家长不妨教孩子和小伙伴们一起玩一下，既有趣，又能帮助孩子长高。

🌱 远离那些危险的"时尚"增高玩具

近年来，市面上一度流行一种新的玩具——"跳跳杆"（又称袋鼠跳跳杆），还有其变种"跳跳鞋"，而且广告以"酷"和"帮助长高"为宣传点。这类玩具存在一定的安全隐患，在许多平台已被禁止出售，有些也已经被市场淘汰，家长不要给孩子买这种或类似的玩具。

攀爬类运动，
促进肌肉、骨骼协调发展

攀爬类运动对长高的效果没有拉伸运动来得明显，但是这类运动可以很好地协调四肢力量，还对大脑的平衡发育有好处。

🌢 学走路前多爬爬

虽然大多数孩子1岁多就学会走路了，但是此时身体的协调性和稳定性还很差，不适合进行过于复杂的运动，让孩子自由自在地"爬上爬下"，有助于增强手脚协调性。手脚协调可以促进孩子的大脑发育，还对全身的肌肉骨骼发育有好处。爬幼儿滑梯、爬沙发、爬楼梯等都是十分合适的攀爬类运动。家长一定要看护好攀爬的孩子，避免摔跤、磕碰。

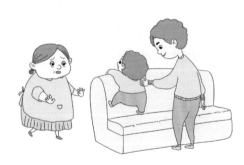

❷ 爬台阶、爬山，既减肥又长高

几乎所有的孩子对台阶都有天然的兴趣，家长可以跟孩子一起爬爬公园的台阶，或者单元楼里的楼梯，在亲子娱乐中减肥、长高两不误。节假日可以带孩子去爬爬山，一边享受大自然的美景，呼吸新鲜空气，一边让孩子在锻炼中快速长高。

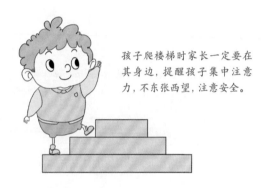

孩子爬楼梯时家长一定要在其身边，提醒孩子集中注意力，不东张西望，注意安全。

❷ 攀岩——磨练意志，也利于长高

10岁左右，很多孩子会参加室内攀岩训练，孩子通过训练可以负荷自己的重量、对抗地心引力，这不仅能锻炼孩子的体能，也能让孩子在克服困难的过程中，锤炼自己的意志，并且不断提升对自我的肯定，加强自信心。这种不断追求自我挑战的运动，更有助于帮助孩子形成良好的心态和强大的意志力，所以它比一般运动更有助于人格的正向发展，从成长发育的角度来说，精神因素也是长高重要的助推力量，所以适当参与攀岩运动也是不错的选择。

全身性户外运动，
综合锻炼促长高

爱运动的孩子长得高，除了针对性运动，综合的全身性运动有助于孩子全身的肌肉骨骼发育，对长高也有促进作用。适合孩子的全身性运动有跑步、游泳、篮球、足球、排球、羽毛球、网球等。

安全游泳强体能，个子蹿得快

游泳对身体的锻炼是全方位的，缓慢的自由泳让身体处于放松和伸展的状态。水的浮力可以减少重力对骨骼在垂直方向的压力，而水的压力又可以刺激骨骼的生长。同时游泳的动作舒展，跟长高相关的重要关节如踝关节、膝关节等都得到伸展和锻炼，有助于长高。

游泳消耗大量氧气，可以锻炼肺活量，加速新陈代谢，增加心脏的供氧能力等。对于非竞技性的游泳运动，应做到循序渐进，逐渐加速，不要盲目追求速度和距离，要合理把握速度，避免出现运动损伤。

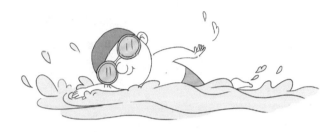

带孩子游泳一定要在救护设施完备的游泳馆内，配戴好泳帽和泳镜，家长全程都要关注孩子的情况。

孩子在游泳前一定要做好热身运动，比如四肢拉伸。充分、规范的热身运动能让肌肉韧带放松，防止运动中出现腿抽筋的情况，同时也让血液循环加速，为下水做好准备。

篮球协调肢体，快速"追高"

打篮球，家长可以让孩子从简单的追球开始向单手拍球、双手拍球、花式玩球、投篮等复杂动作过渡。拍球可以锻炼孩子精细化动作和全身协调的能力，还可以让孩子一边运动，一边学习计数，一举两得。不过拍球时要注意安全，尤其要注意不要踩到球。六七岁以后就可以让孩子做一些投篮，甚至简单的比赛练习。

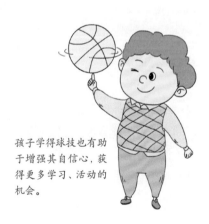

孩子学得球技也有助于增强其自信心，获得更多学习、活动的机会。

🔥 其他促进长高的户外运动

▎跑步

跑步是很好的户外运动方式，几乎可以锻炼到身上的每一处肌肉和骨骼，每天坚持跑步30分钟，还能强健体质，增强抵抗力，预防感染类疾病，对孩子的长高很有益处。

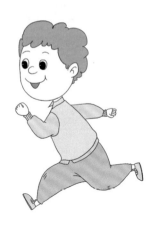

▎打排球

在打排球的过程中，由于身体多角度、多部位的参与，血液循环加快，可促进生长激素的分泌。打球和接球时孩子上蹦下跳，对机体骨骼有一定的压力，会不断地刺激下肢长骨，起到长高的作用。

▎打羽毛球

羽毛球是结合伸展性与跳跃性于一体的运动，适合在公园、小区、广场等小场地做亲子运动，也是适合孩子长高的运动之一。

▎骑平衡车和轮滑等

此类运动能够增强孩子的平衡能力，看似与长高没有直接关系，但从体能素养的角度来说，也是可以促进孩子长高的。不过这些运动一定要通过专业教练的指导，掌握基本的技巧，安全练习。

▎打乒乓球

乒乓球这项球类运动可以充分调动孩子全身肌肉群，起到锻炼全身的效果，更重要的是手、眼、腿多部位协调，促进大脑和身体发育。

利用碎片时间做"微运动"，
解压、长高两不误

如今很多处于生长发育时期的孩子都面临着繁重的学业任务，有的孩子没有养成早睡的好习惯，起床之后、入睡之前没有足够的时间来运动，这个时候家长就要引导孩子见缝插针地"动"起来！

🌱 走路上下学

学校离家近的，可以鼓励孩子走路上下学，当然家长还是要陪同孩子一起，如果步行时长在20分钟以内，父母双方可以根据自己的时间，轮流陪伴孩子步行上学。这样的绿色出行延长了运动时间，却缩短心灵距离，是亲子沟通的好机会。

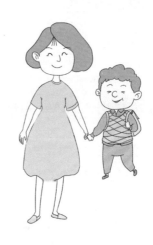

🔹 利用好课间时间

如果学校环境合适，课间10分钟老师可以鼓励孩子在操场跳绳，或者做一下简单的拉伸运动，尽量不要让孩子趴在座位上。哪怕到走廊上看一下校园景色，和同学聊聊天，交流心得，做一下舒展运动，也是良好的"微运动"。

🔹 功课间隙在家运动

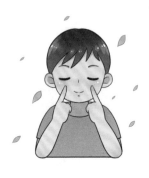

孩子做完一门功课，可以适当做一些伸展运动。10岁以后的孩子已经将眼保健操熟记在心，可以在作业间隙做一做眼保健操，仅仅需要5~10分钟，就能达到放松身心的效果。很多孩子想一鼓作气把作业做完，实际上这样作业质量往往不高，而若有适当休息、锻炼，劳逸结合，大脑就能高效运转，继而进行深度思考，大大提升学习效果。

🔹 让孩子自主填写运动自律表

为了让孩子养成做微运动的习惯，家长可以为其准备好一张运动表格，除了学校体育课的运动之外，让孩子自己记录、评估一天的微运动，每周"考评"一次。作为奖励，家长可以奖给孩子跟运动相关的门票、卡片以及装备等，引导孩子边玩边运动。

远离不适合长高的运动

不是所有的运动都能促进孩子长高，身高不理想的孩子，应该避免长期做压迫脊柱和腿关节的运动。另外，处于生长发育阶段的孩子，最好不要长时间进行一些高强度的无氧运动。

负重运动在身高定型后再练

长期的负重运动，关节承受到重压，会严重影响长高。负重类的练习，如举重、哑铃等，适合身高已经基本确定的青少年。

除此以外，一些孩子还喜欢通过"绑沙袋"来锻炼力气和意志，这种做法对长高是不利的。腿部绑沙袋会增加踝关节的压力，手臂绑沙袋会增加肩关节的压力，处置不当甚至会造成关节损伤。

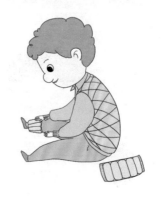

🔥 剧烈的无氧运动，损伤肌肉关节

无氧运动就是短时间内爆发的剧烈运动，肌体无法通过正常的氧代谢来获得能量，只能快速分解体内的糖、蛋白质和脂肪来获得大量能量，如百米冲刺、举重、潜水、深蹲、健身房举铁等。这些运动不仅负重大，危险系数高，而且大多需要在专业人士的指导下进行，适合运动员训练和健身爱好者，并不适合孩子。

🔥 不要带孩子去健身房运动

运动让孩子充满活力和干劲，但是如果运动缺乏科学性和理智，也可能变成缺点。很多孩子会做一些"冲动型"运动，比如下面的例子。

一个上初中的孩子，在哥哥的带领下去了健身房，觉得里面的器械新奇又有趣。这个孩子本身长得就比较壮硕，又热爱运动，尝试了几种器械以后，很多健身的人都夸他有天赋。他得意忘形，在健身房里进行上肢练习2个多小时，回家后发现胳膊都抬不起来了，送医院检查，发现是过量运动引起的横纹肌溶解。

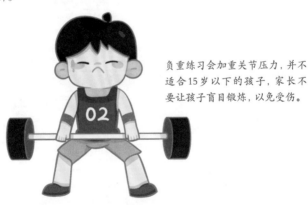

负重练习会加重关节压力，并不适合15岁以下的孩子，家长不要让孩子盲目锻炼，以免受伤。

牢记运动过程中的注意事项

运动对孩子的身体有很多好处，家长在这个过程中要注意，运动也要适量，运动的主要目的是强健体魄，助力长高，过量运动对孩子无益。同时家长要为孩子做好防护，尽可能避免运动损伤。

孩子运动过量的常见表现

一些家长因为孩子身高不理想而着急，难免会使用一些"拔苗助长"的方法。让孩子多运动来长高的意思是合理运动，而不是过量。如果运动过量或者造成肌肉关节损伤就得不偿失了。也有很多家长简单地认为孩子多跑跑跳跳，休息几分钟就好了，不可能运动过量，而实际上孩子的自我控制能力较差，反而是运动过量的"高危群体"。

▌玩到没精神

适量的运动有助于孩子晚上睡眠，但是如果孩子"疯玩一天"，回家连饭都不吃便倒头就睡的话，就说明运动过量了。如今依然有很多家长非常喜欢"玩累就睡着了"这种育儿方式，这对孩子的健康是不利的。

▌肌肉酸痛

所谓肌肉酸痛，就是指过量运动造成体内乳酸堆积。一般缺乏运动的成年人往往更容易肌肉酸痛，如果爱跑爱跳的孩子都会感到肌肉酸痛，说明真的运动过量了。

▌胸痛、口渴、恶心

如果运动过程中出现"胸闷、口渴、恶心"的症状，要马上停止运动，家长要带孩子到阴凉通风的地方稍做休息。

▌精神萎靡、食欲不振

如果运动后几天出现精神萎靡、食欲不振的情况，说明运动过量了，应减少孩子的运动量，或暂时停止运动，待身体恢复了再继续。

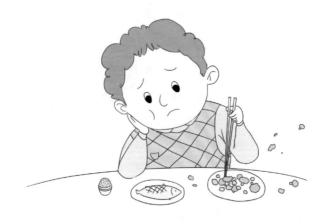

💧 配备好运动护具，预防受伤

孩子的自我保护和自控能力都比较差，运动过程中也容易受到伤害，所以家长一定要注意给孩子做好运动防护工作。一些可能会摔伤的运动家长一定要配备好护具，比如孩子骑自行车一定要戴头盔，玩轮滑一定要戴护膝、护肘和头盔。

▌运动前的热身和运动后的放松不能少

运动前一定要叮嘱孩子做好热身运动，避免因为热身不足而造成的运动损伤。运动后马上停下来，也会对身体产生不良影响。因为运动后身体的肌肉是兴奋的，这个时候血液基本都集中在肌肉里，如果立马停下，会使大脑和身体某些部位血液供应不上而导致缺氧，引发心慌气短、头晕眼花、面色苍白等症状。因此，运动后应适当做一些放松练习，慢慢地停下来。

▌专业的运动需要专业人士指导

像游泳、攀岩、轮滑甚至足球、篮球等，家长最好还是给孩子报个基础的培训班，让专业的老师教孩子怎么用标准的姿势运动，避免运动损伤。

▌校外运动，家长必须在旁看护

孩子在做一些有潜在危险的运动时，家长一定要做好孩子的"保护神"。比如孩子在爬高或者玩单双杠时，家长要在旁边辅助，防止摔落；带孩子去海边或者游泳馆时，哪怕有安全员，也不要让孩子离开自己的视线。

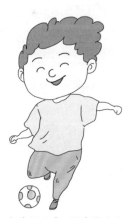

在进行足球、篮球等对抗性较强的运动时一定要做好保护措施，以免动作幅度过大伤到关节，影响孩子发育。

🔵 常见运动损伤的护理

孩子缺乏自我保护意识，同时骨骼和肌肉相对稚嫩，所以发生运动损伤的情况会比较多，常见的有青枝骨折、肌肉韧带拉伤和脱臼。

▍孩子出现青枝骨折，家庭护理要做到位

所谓青枝骨折，指孩子的骨头稚嫩有弹性，像树木的青枝一样，骨折后没有完全断开。一般来说，不需要手术或住院治疗，用石膏和外固定方法就能起到很好的治疗效果。因为孩子普遍好动，而对青枝骨折患儿的护理工作大部分是家庭护理，所以，有效的家庭护理很大程度上决定了患儿是否可以正常康复。家长一定要对护理引起足够重视，及时向医生咨询相关护理要点，尤其是何时恢复功能锻炼及锻炼的频率和强度等。

▍避免同一部位反复受伤

虽然孩子发生运动损伤，正常情况下都恢复较快，而且预后良好，但是需要注意的是，同一个部位不管是肌肉还是骨骼，如果多次重复受损的话，可能会造成无法愈合的伤害，如习惯性肌肉拉伤和习惯性脱臼等。所以，不要觉得孩子已经恢复了就掉以轻心，一定要密切关注孩子的受伤部位，叮嘱孩子，活动时要注意保护，避免受伤部位过于用力。如果出现问题，一定要及时就诊。

大夫，孩子还小，骨折不会影响长高吧？会不会留下什么后遗症？

孩子修复快，只要注意保护，很快就会好的。每两周过来做一次复查，放心吧，不会留下后遗症的。

不建议孩子玩"爆发极限力量"的运动。如掰手腕、提举重物等，孩子肌肉力量和骨骼强度的发育有时候还不匹配，过于用力可能就会导致脱臼或骨折。

不同年龄段
孩子的运动处方

孩子上学以后，假期是难得的休息时间。但是一到假期，有的孩子会开始疯狂玩手机、电脑，甚至牺牲掉休息时间，熬夜玩游戏。家长可以根据以下的运动处方，合理安排孩子假期的运动方案，抓住孩子长高黄金期。

3~6岁儿童运动处方

姓名_____ 性别_____ 年龄_____	
运动目的	增高
日常活动	玩耍、散步、爬楼梯、收拾玩具
体育活动	骑自行车、快跑、跳舞、小型球类游戏、健身球、攀岩等
运动时间	活动时间3小时，至少120分钟户外活动，中等强度活动不少于60分钟
运动强度	低及中等强度
锻炼次数或频率	每天锻炼
注意事项	减少静态活动；尽量不使用电子产品

7~12岁儿童运动处方

姓名＿＿＿＿＿＿＿＿＿ 性别＿＿＿＿＿＿＿＿＿ 年龄＿＿＿＿＿＿＿＿＿

运动目的	增高
日常活动	步行、爬楼梯等
体育活动	有氧运动为主，如跑步、游泳、跳绳、跳跃、拉伸、球类等
运动时间	运动时间2小时，户外活动不少于60分钟
运动强度	中等及高强度
锻炼次数或频率	每周至少3次高强度有氧运动，3次抗阻力运动，如引体向上、吊单杠、攀岩等
注意事项	运动前做好充分的准备活动，避免空腹运动，饭后1小时再进行运动，运动中和运动后注意补充水分

13~18岁青少年运动处方

姓名＿＿＿＿＿＿＿＿＿ 性别＿＿＿＿＿＿＿＿＿ 年龄＿＿＿＿＿＿＿＿＿

运动目的	增高
日常活动	做家务、骑行
体育活动	游泳、打网球、打篮球、跳绳等
运动时间	不少于60分钟
运动强度	中等强度
锻炼次数或频率	中等强度活动每周5次
注意事项	减少久坐，每隔1小时动一动

第5章

心情愉悦是长高的
阳光雨露

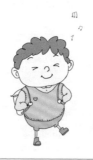

心情愉悦是孩子成长的阳光雨露,不仅让孩子拥有幸福的童年,还对孩子长高有积极的影响。家长要为孩子创造一片和谐的成长环境,使其内心从容坚定,积极乐观面对生活的挑战,这就是孩子受益一生的精神财富。

良好的情绪
就是"增高剂"

在普遍观念里，孩子身高主要跟遗传和后天营养等有关，其实，心理压力也会让孩子长不高。孩子不听话、脾气暴躁、大喊大叫等，每一种行为的背后都有孩子独特的情绪和诉求，长期处于焦虑、压抑状态时，孩子的睡眠质量、生长激素分泌情况等都会受到影响。家长要多了解孩子，帮助孩子一步步管理好自己的情绪。

愉悦的情绪让身高干预事半功倍

愉悦的情绪可以让营养、睡眠等身高干预方法发挥更好的促进效果。在孩子遇到学习压力，或者难以适应环境变化时，情绪对身高的影响就会凸显，家长或老师都应该积极做好引导工作，通过陪伴、沟通、活动等方式帮助孩子面对变化，疏解不良情绪，让积极乐观的情绪变成长高的"能量"。

🔥 长高需要良好的家庭环境

美国纽约州心理研究所的一项研究发现，长期生活在焦虑状态下的女孩比情绪稳定的女孩身高平均矮5.08厘米，且更难长到157厘米以上。这个研究得出了"女孩的生长更容易受到心理因素影响"的结论，通常也认为女孩在心理方面比男孩更敏感，更容易注意到男孩注意不到的外部信息，特别是家长情绪的变化。家长一定要多关注孩子的情绪，不论男孩还是女孩，都要避免其陷入孤独、焦虑或压抑的情绪，营造轻松愉悦的家庭氛围对孩子的成长非常重要。

长高需要良好的家庭环境：4~7岁以及青春期的孩子，都会潜移默化地受到家长生活习惯和情绪处理方式的影响。让孩子有一个良好的情绪状态，要先有一个良好的家庭环境。很多离异或者家庭环境恶劣的孩子，生长发育都会比同龄人慢。背后的原理是，孩子的下丘脑－垂体－生长激素轴受情绪影响，糟糕的成长环境使生长激素分泌被抑制，孩子的身高增长相应就会减缓。

家长情绪是否稳定，性格是否随和，行为是否平和，都会在孩子内心留下难以磨灭的印记。如果家长经常吵架，孩子会误以为是因为他导致了家长关系紧张，从而产生深深的负疚感和焦虑情绪。

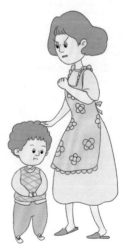

分床与分房睡，
年龄不是硬指标，先给孩子安全感

随着孩子年龄的增长，身体和心智也都在不断地发展，一般来说，孩子到三岁，就可以考虑与父母分床睡，五岁左右可以考虑分房睡。这是孩子学会独立的"必修课"，但这一阶段，孩子常会出现长高停滞或减缓的情况，主要是受情绪影响。家长要根据自家孩子的情况，酌情处理。

给孩子足够的适应期

不管是分床睡还是分房睡，刚开始，孩子会因为恐惧或不舍而哭闹。家长要做到循序渐进，起初父母可以继续和孩子睡在一间房内，先让孩子单独睡一张床，孩子能随时看见父母。等孩子习惯后，再向其提出把床挪到另一个房间。孩子适应变化的过程中，父母应该积极地适时给予鼓励。

🌱 给足孩子安全感

大部分孩子不愿分房睡是因为没有安全感，这时父母可以给足孩子安全感来帮助孩子安心地独自入眠。比如在孩子房间装一个小夜灯，父母和孩子的房门都不上锁，当孩子有任何需要时父母可以听到召唤并及时地回到孩子身边。

🌱 特殊情况特殊对待

假如孩子发烧了，父母可以听取孩子的需求，和孩子睡一间房。孩子生病后需要人照顾，心理上对爱和庇护的渴望也会较平时强烈，父母暂时和孩子同睡一间房，既方便照顾孩子，也为孩子提供充足的安全感，帮助孩子快速恢复。

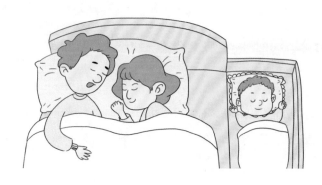

与爸爸妈妈一起睡能让孩子感到安心，获得安全感。可以先从分床不分房开始，一方面父母能随时查看孩子的情况，另一方面也遵循循序渐进的原则，让孩子慢慢适应。

从容应对入园、
入学等出现的"滞长"现象

很多家长都遇到过这种情况，孩子平时身体很好，每逢幼儿园入园或者开学，孩子就会生病，而且长高也会变慢，过一段时间又会恢复正常。家长一般会觉得是新环境的卫生引发的健康问题，而实际上，还跟孩子的心理有关。

帮孩子战胜入学的"分离感"

孩子换了新环境，又要和父母分开，心理上的焦虑和恐惧引发食欲不振、没有精神甚至一些其他疾病，从而出现长高变慢的情况。此时父母可以通过人、事、物的调整，让孩子时时感受到安全感，这样就可以帮助孩子长高。

准备可爱的文具和喜欢的玩具。在开学之前，先带孩子选择可爱的文具，告诉孩子到幼儿园、学校有更多可爱有趣的事物。适应期还可以让孩子挑一件最喜欢的玩具"陪"他去幼儿园，这些熟悉的物件可以安抚孩子的不安和恐慌。

和亲友的孩子上同一所幼儿园。父母可以安排孩子和熟悉的小伙伴一起上学，可以让孩子更快适应集体生活，减少孩子的孤单和不安。

　　承诺准时接孩子回家一定要做到。孩子最大的不安就是担心父母要将自己抛弃了，父母可以向孩子承诺，放学时一定来接，用孩子信任的方式对他做出保证，比如拉钩、击掌等。

　　与老师联系，共同帮助孩子适应新生活。家长可以告诉老师孩子喜欢的食物和玩具、孩子的性格等，帮助老师了解他（她），老师的了解和关心也可以帮助孩子尽快适应新生活。

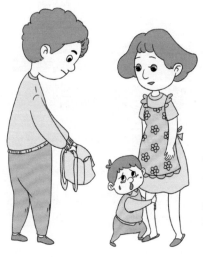

孩子刚进入新环境，难免会产生恐惧感、抗拒感等，这时候家长要与老师多沟通，耐心开导，对孩子采取鼓励式教育，消除不良情绪。

家长理性处理分歧，
莫让争吵影响孩子长高

家庭矛盾中，争吵几乎是不可避免的，但家长应该尽量不当着孩子的面起争执。父母当着孩子面争吵，不仅会对孩子的心理造成冲击，对孩子的身体发育也有影响。

暴躁的家长和因怯懦长不高的孩子

家长不加把控地随意释放情绪，这对自身和孩子都有消极影响。乱发脾气会让孩子缺乏安全感，觉得父母阴晴不定，在父母发脾气时战战兢兢。比如父母在饭桌上发脾气，难免影响食欲，孩子的营养也容易失衡。

紧张和焦虑的情绪会抑制生长激素的分泌，平时如果生活在压抑紧张的环境中，不仅对孩子的心理健康有影响，还会影响孩子的身高。女孩的性格更敏感一些，所以情绪对身高的影响在女孩身上更为明显。

睡不着，长不高。孩子看似情绪变化快，记不住久远的事，但坏情绪的影响是深入潜意识的。何况大多数孩子并没有家长所想的那么天真无忧，幼小的心灵同样会在刺激下折射出强烈的感情。如果父母经常当着孩子的面吵架，孩子会将全部的注意力倾注在父母身上，受到暴力沟通的负面影响，心思细腻的孩子可能会因此失眠，担忧父母感情破裂，对未来充满不安甚至是恐惧。而夜晚十一点到凌晨一点正是生长激素分泌的关键时期，如果孩子此时无法入睡，就会影响正常长高。

不开心，长不高。经常目睹家庭争吵的孩子，很难在家中感受到爱和温暖。家庭的和谐是孩子成长路上的明灯，孩子在家不愉快，在学校也很难有精神和动力去学习、玩耍。在学校，孩子不太可能时时被关注，有可能出现不按时吃饭，没兴趣运动和玩耍等情况，一些内向的孩子整日郁郁寡欢，不知向谁倾吐心事，这对孩子身心发育会造成莫大的伤害。

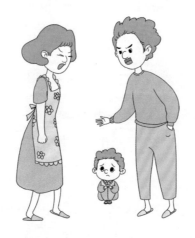

家长的情绪与家庭氛围是影响孩子长高的重要因素之一，父母经常争吵会使孩子紧张、焦虑、缺乏安全感，进而可能导致食欲缺乏，睡眠质量差等，最终影响孩子长高。

做温柔而坚定的榜样，
用理解代替抱怨

父母之间出现分歧，或者父母和孩子出现争执时，最好理性地处理，这也是培养孩子客观看待事物、冷静处理矛盾的好时机。千万不能任由情绪"暴走"，冲动发言行事，父母对孩子有言传身教的影响，情绪化地处理问题，会让孩子有样学样，在生活中也用粗暴的方法解决问题。

敢于道歉，减少对孩子的心理伤害

假如父母在盛怒之下对孩子说了什么过激的话，或做出了不当的行为，在事后一定不要羞于承认错误。身体的伤痛可以痊愈，内心的伤害却是难以抚慰的。父母不要为了自己的面子而忽略孩子的心理健康，面子是暂时的，而孩子的心理阴影却可能持续终身。而且，勇于承认错误也是有担当的体现，父母向孩子道歉并不会因此丢面子，在孩子的心里，父母会因此变得更加可亲可敬。

无论何时，不要对孩子喋喋不休地抱怨

在遇到不顺心的事时，人人都会抱怨两句，这无可厚非。家庭生活中，父母喋喋不休的抱怨则是一剂"慢性毒药"，可能扼杀孩子快乐的天性。

积极的生活态度是快乐长高的秘诀。情绪具有感染力，经常处在负面情绪之中的孩子，很难有积极乐观的生活态度，而常态化的忧郁烦闷，可能使孩子对生活失去兴趣，吃得少、睡得少、动得少，这对孩子的生长发育都是不利的。

不要让孩子成为一个爱抱怨的人。喜欢抱怨的父母，孩子也容易变成一个爱抱怨的人，遇到事情，就会喋喋不休地抱怨，嗔怪他人或自己。拥有这样性格的孩子在同龄人中也很难受欢迎，会对孩子的社交生活产生间接的影响。经常抱怨的孩子，缺乏积极的态度，做什么都动力不足，难以持久，长大后步入社会就会缺乏抗挫力，这是未来竞争的重要能力之一。

专家说

别让"踢猫效应"伤了孩子的心

父母情绪不佳时可能引发"踢猫效应"，即父母在生气的时候可能会拿孩子当发泄口，孩子受了责骂，当时当下也许不会有什么表现，到了外面，可能同样找另一个比自己弱小的人来发泄情绪，这对孩子的人格培养十分不利。

特殊家庭，
给孩子更多的爱与关心

留守儿童、父母离异、幼儿与监护人之间关系不正常等，很容易让孩子产生心理问题，从而抑制垂体分泌生长激素。当孩子周围的环境得到改善后，生长速度可恢复正常。所以，家长要多与孩子沟通，了解孩子心理，一旦发现问题，一定要及时纠正。

💧 留守儿童容易出现身高问题

调查发现，与非留守儿童相比，留守儿童的身高与体重普遍更低。这也许是因为父母不在身边的孩子，他们在营养上相对不足，也可能由于孩子思念父母，过早懂事或长期郁闷，进食、运动、睡眠较少。

经常与孩子保持联系。如果父母经常出差，一定要和孩子保持联系，沟通是理解的桥梁，更是爱的桥梁。晚上睡觉前，在外工作的父母可以和孩子通过视频电话沟通，家长要趁机鼓励孩子谈谈一天的生活，耐心地倾听，适当地教育。每次出差前，最好允诺能给孩子带一份礼物，让孩子在每次分离时少一点难过，在等待的时候多一分期待。

父母尽量和孩子生活在一起。有研究发现，孩子七岁之前对父母有很强的需要和依恋，如果让孩子在七岁之前就离开父母与他人生活，会使孩子对父母的依赖感减弱，长大后亲子之间易有疏离感，孩子甚至可能会怨恨父母，对家庭没有归属感。另外，对爱的不被满足也可能会造成孩子心理畸形。总之，父母应尽量避免与孩子长时间的分离。

离异家庭的孩子更自卑、敏感

离异家庭的孩子，相对更容易自卑、敏感、多疑，年龄越小的孩子越可能将父母的离异归结于自己不好。这对孩子的身心发展都是有影响的。研究发现，离异家庭中长大的孩子，体重可能偏重，身高可能偏矮，还可能出现生理上的早熟。这和父母一方的照顾和孩子心理变化有关。

单亲家庭中，孩子承受的爱不是太重就是太少。父母对孩子的溺爱和忽视，会造成孩子的心理负担。父母应该让孩子知道，家庭的不完整不代表对他的爱是不完整的。父母要及时地帮孩子消除心里的担忧和困惑，不要让孩子因此失眠、厌食，影响身心发展。

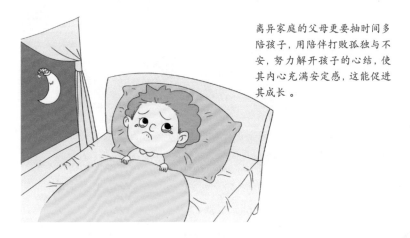

离异家庭的父母更要抽时间多陪孩子，用陪伴打败孤独与不安，努力解开孩子的心结，使其内心充满安定感，这能促进其成长。

消除课业焦虑，
与孩子共读"人生之书"

父母都希望子女成才，为了孩子能有更好的未来，把孩子每天的时间都按排得满满当当，如果孩子不按自己的计划来，有些父母甚至不惜动手打骂。孩子在不断的高压之下，始终提着一口气在生活，整日为"红色的数字"和父母的脸色担忧、恐惧。可想而知，这对孩子的身心发展会带来多么不利的影响。

逼迫式辅导对孩子成长有害无益

当孩子成绩不理想时，或者客观上已经尽力了，只是还没达到父母的要求时，父母可能会惩罚、责骂孩子，而此时孩子可能会自责、战战兢兢，也可能会因为自尊心强而忧郁。

情绪不佳会导致身体不安

孩子长期情绪紧张，受到训斥和讽刺，会造成严重的心理压力，变得易怒易躁、食欲不振、消化不良、睡眠不佳，进而导致抵抗力下降，影响身心的发展。原本父母为了孩子能有更光明的未来而逼迫孩子学习，却让孩子受到不该有的伤害，此时父母应当及时调整自己的教育方式。

快乐学习才能快乐成长

孩子上学后，学习就成了主业，但并不意味着学习就是孩子的一切。孩子到了家，为了学习的问题，在受完老师的教导后还要接受来自父母冷嘲热讽，对孩子来说，学习就成了一件痛苦的事情，孩子容易产生厌学的心理。学习确实是孩子成长的主要任务，但如果是不快乐的，又如何能快乐地成长呢？

发现自家孩子优点，更不要老提"别人家孩子"

自卑、焦虑等心理会抑制生长激素的分泌，影响孩子长高。引起孩子焦虑、自卑的原因有很多，除了家庭不和、成绩不理想以外，还有就是父母老跟"别人家的孩子"比较，比如谁家的孩子钢琴弹得多好、跳舞跳得多好、英语说得多流利。

父母在拿孩子做比较的时候，孩子其实也在比较父母。在孩子成长的道路上，父母鞭策的同时要多鼓励、少批评，尤其对内向的孩子，父母更要保护孩子的自尊心，别让"别人家的孩子"这个阴影，成为孩子成长的阻碍。

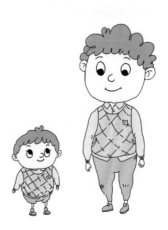

对孩子的教育，要"不指责，1分批评，2分鞭策，3分鼓励，4分表扬"，每个孩子都有闪光点，父母要通过明智的养育方式让孩子发现自己的优秀，学习起来就更积极努力了。

搭起"心之桥"，
帮孩子平和迈过青春期

孩子进入青春期后，随着第二性征的出现，身体和心理都会发生巨大的变化，明显的表现就是情绪起伏变得特别大，但又不愿向父母说。这时，如果家长不进行正确的引导，孩子很容易产生恐惧和焦虑心理，影响正常的身高增长。

鼓励孩子说出内心的"不安定感"

青春期的孩子容易出现性焦虑，对身体的变化感到好奇、兴奋、恐惧等，这些情绪持续一段时间后，孩子可能会出现身体不适症状，如头晕、头痛、情绪不稳、失眠多梦、心慌气短、口干厌食、体重下降、乏力等。出现诸如上述异常表现时，家长不能以威逼利诱的方式来处理，以免让孩子难堪，更加不愿向父母倾诉内心的不安，同时也会影响孩子的日常饮食、睡眠，给长高增加阻力。

静待花开，别给孩子制造"身高焦虑"

身高焦虑在青春期孩子中比较普遍，因为青春期是身高增长的最后阶段，再不长高就没有机会了，所以父母对孩子的身高焦虑也达到了顶峰。

父母不焦虑，孩子更轻松

青春期正是孩子自尊心最需要呵护的时候，这个时候，如果父母总是把"同班的谁谁谁都这么高了，你怎么就不长呢""如果身高不达标，以后选专业会有限制"的话挂在嘴边，焦虑的情绪很快就会打击孩子的自信心，影响孩子的情绪和学习。哪怕是正在注射生长激素期间，父母也不要频繁给孩子测量身高，以免给孩子压力。建议每个月量1~2次即可。

适度关注，不让身高影响情绪

父母不要总把"高"字挂在嘴边，如吃了能长高、运动能长高、睡觉能长高、班上谁长高了等。而所谓的"榜样"故事，并不利于孩子减压，实际还是在不断地提示孩子"你很矮"，比如"浓缩的都是精华""拿破仑的故事"等。家长真正要关注的是如何为孩子规划好长高的生活方式，带领孩子一起执行。此外，尽量不在孩子面前跟其他大人交流"长高"的经验。

孩子成长道路上有太多的小挫折，也有太多的大精彩，这些都将化成孩子成长过程中的养分，身高只是孩子众多关注点中的一点，当他把注意力放在其他感兴趣的或擅长的事情上时，他对身高问题就不会担忧了。而实际上不管孩子高矮，只要父母不过分影响，大多数孩子都不会为身高过分焦虑。

🔹 主动跟孩子交流青春期的"小秘密"

当家长发现孩子正式步入青春期后，比如男孩出现第一次遗精、女孩初潮来临，父母可以让孩子学习一些基础的性知识和心理知识，帮助他们理解自身正在发生的变化，引导他们接受变化，学会保护自己。家长不可因为不好意思而避而不谈，孩子如果不能通过正当的途径了解这些知识，由于其心智尚未成熟，很容易被不正确的信息带偏，出现不良行为。

🔹 正确看待和处理孩子早恋问题

很多家长无法正确看待青春期早恋，将其视为洪水猛兽，甚至认为孩子走上了"歪路"。家长没有正确的认识，于是没能正确处理，结果往往影响亲子间的和谐关系，而早恋话题也像个雪球越滚越大，影响家庭氛围和孩子的成长。

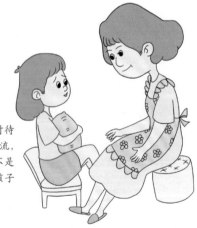

家长要引导孩子正确对待男女关系，多沟通交流，倾听孩子的心声，而不是一味地说教批评，让孩子不敢表达。

第6章

解决小病痛，调好内分泌，
健康的身体节节高

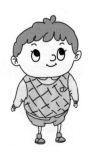

孩子每生一次病，免疫系统就会与病毒对抗一次，免疫系统也愈加强大一些。但如果孩子长期、反复生病，既影响体重增长，又影响长个。而随着儿童营养过剩、运动量不足等问题日益突出，矮小症、肥胖症、性早熟等内分泌疾病也严重影响着儿童的生长和发育，成为困惑很多家长的难题。家长必须多管齐下，调好孩子的长高节奏。

饮食上下功夫，
改善贫血助力长高

贫血是儿童常见的一种综合病症，孩子如果出现贫血，除了表现为面色苍白，还会造成各个器官营养缺乏，导致生长发育落后，智力语言等功能下降。贫血的原因有很多，例如长期便血、大量鼻出血等都会造成红细胞丢失、造血物质丢失等。一般来说，轻度贫血只要及时治疗纠正，对孩子的身高不会产生太大的影响，如果贫血情况比较严重，家长一定要及早干预。

🔵 贫血不等于缺铁，找准原因就改善

缺铁和贫血不是一回事。贫血是一种症状，主要指血液中红细胞和血红蛋白减少，红细胞在体内的作用是运输氧气和营养物质，一旦缺乏就会给身体带来严重影响。儿童长期贫血会导致生长发育阻滞，同时会影响大脑发育和整体健康状态。

皮肤、口唇、手掌、甲床等处蜡黄或苍白	食欲下降、消化功能减弱,进而影响食物营养吸收,导致消瘦、身材矮小等情况	免疫功能下降,更容易出现感染性疾病	注意力不集中、精神不振,反应力差、智力下降等

儿童贫血有很多类型,包括铁、叶酸、维生素 B_6、维生素 B_{12} 等缺乏而导致血红蛋白或红细胞生成不足,造血功能低下。还有遗传性地中海贫血以及其他原因引起的贫血。不过缺铁是儿童贫血最常见的原因,因为铁是血红蛋白的重要组成部分,所以缺铁就会造成儿童不同程度的贫血。

🔻 血常规可判断贫血类型

目前来说,在贫血的筛查和诊断中,一般采用血常规和血清铁蛋白测定。血清铁蛋白是机体储存铁量的重要指标,与铁含量呈正相关,它对评估机体缺铁程度,预测缺铁性贫血发生具有重要作用。

通常按照血红蛋白的数量可将贫血分为轻、中、重度、极重度,具体数值见下表。

贫血类型的判断

	轻度	中度	重度	极重度
血红蛋白(克/升)	90~120	60~90	30~60	< 30
红细胞(10^{12} /升)	3~4	2~3	1~2	< 1

🌂什么时候检查微量元素才有必要

人体必需的各种微量元素，在孩子生长发育过程中起着重要的作用，有些机构在家长带孩子体检的时候会建议查微量元素，有些家长担心孩子是否真的缺了什么营养素，特别是常常听见"缺铁""缺钙"这些词汇，也就同意给孩子做检查。

那么有必要给孩子做微量元素检查吗？给孩子做微量元素检查，大多数情况没有必要。在日常生活中，父母可以给孩子针对性地吃含某类微量元素较多的食物。微量元素在体内的含量是动态的，每天都会有一定的摄取和排出，尤其对孩子而言，可能检查的时候偏少，过两天就正常了。微量元素检查结果的差异性较大，使用的器械不同，检查的采样不同，甚至检查的机构不同，得出的结果往往差别很大，这对家长的养育没有实际的指导意义。

临床上，微量元素检查是作为一种辅助的检查手段，比如孩子患某种疾病，需要测定某种微量元素，才会做检测。而且往往是同一家医院，同一种设备，同样的采样方法，通过检查的时间变化（治疗前后或两个不同时间段）相比较，为医生诊病做出参考。

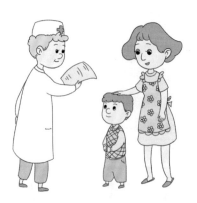

微量元素检查大多数没有必要，除非孩子罹患某种疾病，医生要求做相应检查。

💧6个月至6岁是预防贫血的重要时段

贫血很容易发生在6个月至6岁的儿童中。随着卫生条件的改善，我国营养性贫血的发生率逐渐降低。但即使在经济发达地区，目前6个月至6岁儿童营养性贫血发生率依然在6%~10%。

贫血可能发生的原因

母体营养条件	母亲在孕期或哺乳期贫血，会显著增加儿童营养性贫血的风险，如果母亲在孕期存在贫血情况，孩子出生后可能存在贫血的高危风险，因此母亲在孕期应及时对自身营养情况等进行干预
饮食因素	儿童会因生活条件差和饮食缺乏而导致营养不足，引起营养性贫血，这一点随着国民经济的增长、生活水平的提高、家长健康意识的进步，已经有了很大的改善。但是仍然存在儿童添加辅食过晚、进食习惯不佳、食物营养比例不协调等问题，这些都有可能导致儿童营养性贫血的发生
疾病因素	儿童时期容易发生各种感染性疾病，而很多感染性疾病往往伴随着贫血。如儿童腹泻会影响肠道对铁等营养元素的吸收，因此导致营养性贫血

▌定期体检，及时发现

孩子出生后，应在儿童保健科建档，定期体检，并检测血红蛋白值等指标。医生从营养、饮食、保健等方面着手，对营养性贫血高风险的孩子，及时指导，降低出现贫血的可能性。对已出现营养性贫血的孩子，家长应尽早发现，尽快就医。

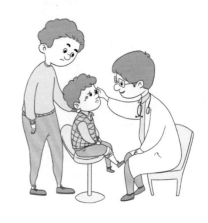

科学喂养，保证孩子摄入均衡的营养

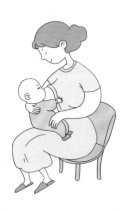

家长要有相应的健康知识，科学喂养孩子，科学添加辅食，让孩子养成良好的进食习惯；避免或纠正孩子的偏食、挑食的习惯；合理配餐，改变单一的食谱组成，保证营养元素的均衡，预防营养性贫血。

具体要注意以下几方面：

1.定时开餐，鼓励孩子主动进食，避免追喂等情况，追喂不利于食物的消化吸收；

2.食物搭配要丰富，肉、蛋、奶、水产类等富含蛋白质，每日要摄入一定量。各类蔬菜、水果要多吃，以满足儿童生长发育的各种需要；

3.对于营养性贫血高风险的儿童，日常食物或饭菜更需要选择富含铁质等营养元素的食物，如瘦肉、动物肝脏、芝麻等。

合理使用营养补充剂

对于营养性贫血高风险的孩子，应在儿童保健医生的指导下，合理添加营养补充剂，按时服用，并定期检测相关数据；对已确诊营养性贫血的孩子，应及时就医，做相关检查，并由儿科医生制订相应的治疗及营养方案，按疗程治疗。不建议家长自行购买铁、锌营养补充剂或其他药物给孩子服用。

🔥 青春期贫血以缺铁性贫血为主

青春期女孩因生长迅速，需铁量增加，同时由于偏食或吸收不良很容易发生缺铁。铁可从影响代谢、影响细胞呼吸、影响黏膜组织病变多个方面来影响女性的月经。而卵巢激素分泌失调时，更易导致内膜不规则剥脱出血，由此出现月经不调。不过，青春期经血不是导致女孩缺铁性贫血的主要原因。

青春期缺铁性贫血大多起病缓慢，发病信号也不容易被家长捕捉，但贫血的危害却一直存在，可导致孩子面色苍白、毛发干枯、头昏、乏力、心慌、活动后气促、眼花、耳鸣、专注力较差、记忆力减退、嗜睡、失眠，甚至晕厥等。

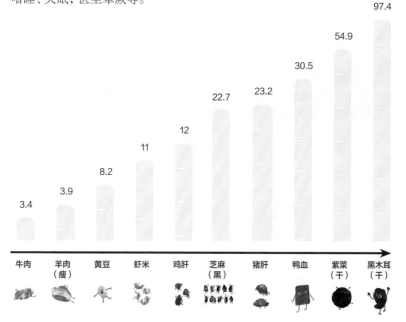

适合孩子吃的含铁食物排行榜（毫克/每100克可食部分）

摆脱"一月一病"，
增强体质长得快

不少刚上幼儿园的孩子都会陷入"开学必生病"的怪圈，大多数家长都会归罪于其他孩子生病传染或者学校的食物不卫生上面。其实，主要病因还是因为孩子身心都没有办法适应新环境。

身体和心理两手抓，帮助孩子适应新阶段

环境的变化，让孩子产生分离焦虑，导致孩子生病。一些孩子比较胆小内向，经过一个假期，对幼儿园又产生了陌生的感觉，紧张的情绪令其害怕上学，在开学前后往往就会生病。

孩子的自理能力较差，又不擅长表达，天气变化，玩闹出汗等，不懂得自己增减衣物也不敢求助老师，常会因受凉而感冒。

饮食规律的突然变化，容易让消化系统偏弱的孩子生病。在集体中孩子接触病原体的可能性比在家里要大，免疫系统较弱的孩子容易生病。

🌢 培养自理能力和运动习惯，增强抵抗力少生病

家长培养孩子的自理能力，能让孩子有参与感，养成好习惯，对孩子上幼儿园和上小学以后照顾自己、少生病也大有帮助。3岁的孩子，要学会自己吃饭、洗手、刷牙。4岁的孩子，要学会自己整理床铺，叠自己的小被子。5~6岁的孩子，要学会自己穿衣服和脱衣服。另外，培养孩子爱运动的习惯，平时多在室外运动，多晒太阳，可以提高抵抗力。上幼儿园的孩子，父母要给孩子穿合适的衣服，对时常弄脏衣服的孩子，父母最好要备一套衣服带到幼儿园，以便更换。

🌢 从学会洗手开始养成健康习惯

孩子日常各种小毛病与双手接触病原体后拿东西吃有很大关系。所以，教孩子正确地洗手是预防各种疾病省钱省时又省力的方法。

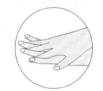

1.五指并拢，手掌相对，搓5~10下。

2.一手掌心覆于另一手掌背上，十指相交，搓5~10下，然后换手。

3.掌心相对，十指相扣，搓指缝5~10下。

4.右手握拳，左手握住右拳，搓指背5~10下，然后换手。

5.一手握住另一手拇指，转动5~10下，然后换手。

6.五指捏成尖，置于另一手掌心，转动摩擦，然后换手。

7.一手握住另外一手手腕，转动，然后换手。

缓解生长痛，
让孩子平稳长高

对于生长痛的成因，医学专家们普遍认为是因为生长速度过快，导致牵拉骨膜引起的疼痛。骨膜里有非常丰富的神经，受到频繁的牵拉就会产生疼痛感。在生长发育门诊，经常有很多家长带着孩子来咨询生长痛的问题。

🌢 生长痛常在夜间发生

生长痛主要以关节周围胀痛为主，抽痛的感觉不强烈，孩子感觉到疼痛大部分是晚上睡觉的时候，有时候是时不时出现的疼痛，有时候疼痛则可能会持续一段时间。至于为什么生长痛发生的时间以夜间为主，可能是因为白天有很多分散注意力的事情，到了晚上休息时，孩子逐渐安静下来，就容易感觉到身体上的不舒服。

🔹 持续监测生长状况，排除疾病因素

与其他一些下肢疼痛不同，生长痛是双侧下肢疼痛，而且没有特别明确的疼痛位置。很多家长听到孩子说腿疼就会说"应该是生长痛"，这个时候家长千万不能大意，一定要先关注孩子的情况，必要的时候还要带孩子去医院做仔细检查，以排除患有疾病的可能。

腿部疼痛相关疾病

骨肿瘤	骨肿瘤初期的疼痛感和生长痛的感觉很相似，如果孩子的疼痛感越来越明显，和生长痛的基本特征有不一致处，家长要提高警惕，及时就诊
其他骨科疾病	关节炎、韧带拉伤等疾病也会导致腿部的疼痛，家长可以先问孩子，近期有没有摔过、磕过、被撞过等。如果有明确的外伤，当然就比较容易判断；如果没有明确的外伤，家长可以根据孩子的疼痛程度、疼痛发生的频率以及相关伴随症状进行简单判断。疼痛感明显或剧烈应及时就诊
青枝骨折	儿童的骨骼中含有较多有机物，外面包裹的骨外膜也特别的厚，因此在力学上就具有很好的弹性和韧性，遭受暴力发生骨折就会出现与植物青枝一样折而不断的情况，这种特殊的骨折称之为青枝骨折。儿童一般比较好动，跑跳时可能会出现青枝骨折，这种骨折不会有明显的易位，但有明显的疼痛感，一定要及时到医院拍片检查

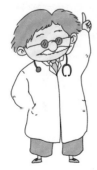

不是每个孩子都会出现生长痛，如果孩子出现腿部疼痛，家长一定要先到医院查明原因，明确是生长痛还是其他原因引起的疼痛。

🔹 重点区分生长痛和膝关节损伤

由于下肢的生长发育是以膝关节为中心，因此生长痛通常集中在膝关节附近，但是如果家长问孩子具体是膝盖哪儿疼，孩子很难说清楚，就不容易分辨出来到底是哪一种病症。青少年时期，孩子的运动量较大，出现生长痛时常被误诊为"运动性损伤"，从而进行"见痛止痛"或过度治疗。因此，必须通过医学检测以及引导孩子描述疼痛感，科学甄别两类疾病并辨证施治。

生长痛和膝关节损伤特点

	好发部位	疼痛特点
生长痛	双下肢膝关节周围的间歇性疼痛，尤其以胫骨及其周边部位	发生部位痛感明显，并伴随刺痛、钝痛、酸痛等痛感，疼痛的部位具有不确定性。当活动量增加时，疼痛有加剧的特点，疼痛多发生在晚间，白天也有。另外，生长痛最大的特点是间歇性发作，可能痛了几个晚上就不痛了，但过一两天、一两周，或者一两个月又出现疼痛，发作一般持续几分钟或几小时，而后可自行缓解。不规律的发作可能会持续半年左右，甚至更长，不经过针对性的干预和治疗，也会自行消退
膝关节损伤	膝关节损伤的病因有很多，再加上损伤部位不尽相同，所以膝关节损伤的特征类型也比较多样。常见的损伤类型包括滑膜损伤、肌腱损伤、半月板损伤、关节囊损伤、软骨损伤、髌骨损伤、后交叉韧带损伤和内、外侧副韧带损伤等	以韧带损伤为例，当该位置发生损伤后，常会引起膝关节左右两侧的剧痛，在没有外力的辅助下不容易伸直，且内侧会产生肿胀的感觉；当膝关节在外力下强制伸直，疼痛会加重。在以后的一段时间内随着韧带的愈合，疼痛感会逐渐减轻。内侧副韧带出现撕裂，皮下组织会出现瘀血，并伴随膝关节水肿的出现；而当"半月板"受伤时，半月板的一部分就会滑落到膝关节中，导致关节出现剧烈疼痛

📍 及时抚慰，让孩子内心安定踏实

生长痛发生时，有不少孩子经常会指着自己的腿向父母哭诉腿痛，查看他的腿，既不红也不肿，外表没有任何异常现象，上医院检查亦未见异常。当孩子出现这种疼痛时，家长千万不要着急，通过与孩子的沟通，消除他们的紧张情绪。让孩子明白生长痛很快会消失，消除恐慌心理。家长表现得冷静自若，孩子内心也会感觉到踏实、安定，此后可运用情绪疏导帮助孩子克服疼痛。

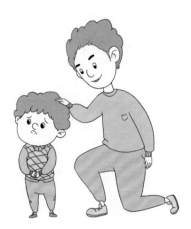

多增加与孩子的身体接触，抚摸其头或手，多拥抱，用和蔼的表情、温和的语言告知孩子勿紧张，放松心情

鼓励孩子表达自己的情绪，大一点的孩子家长可以鼓励其用文字写出自己的情绪体验，与他人一起分享喜怒哀乐

让孩子听自己喜欢的音乐，能调节孩子的情绪，消除紧张因素

📍 适量运动，补充维生素D，有助于改善生长痛

生长痛是因为孩子快速生长而出现的生理现象，如果经过医学检查和医生确认，孩子的疼痛为生长痛，就不必过于惊慌，也不需要吃止痛药。研究发现，维生素D的缺乏可能也是引起生长痛的一个因素，所以可以为孩子适量补充钙和维生素D，不过千万不要滥补其他营养品，否则可能使孩子体重激增，给关节带来负担。家长可以让孩子喝牛奶，鼓励孩子进行低强度的户外运动来应对疼痛。此外，家长还是要严密观察孩子的疼痛程度和持续时间，如果情况有变化一定要及时就诊。

警惕"假期发育迟缓"，
让孩子持续长高

孩子在放长假的时候，应该长得更快才对。而实际情况却刚好相反，很多孩子放假以后，反而出现了长高变慢的情况。通过下面的分析对比，家长可以明确孩子"假期发育迟缓"的原因。

睡眠：节律被打破

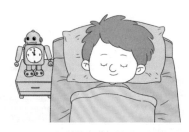

上学	按时起床，按时睡觉，睡眠时间较假期少。
放假	可以放心玩到很晚，早上也起得很晚，"睡到自然醒""补个回笼觉""太阳晒屁股"等情况很普遍。
分析	上学时虽然睡眠时间略少，但仍然属于合理区间，规律的睡眠让生长激素的分泌也有规律。放假后，孩子想睡多久睡多久，但睡眠变得没有规律，反而会干扰生长激素的正常分泌。

娱乐：过犹不及，影响身心放松

| 上学 | 较少有娱乐活动，或者每天定时有规律的娱乐活动。 |

| 放假 | 可以放肆地玩手机、打游戏、上网、看电影、追剧。跟同学、父母、朋友等出去玩，假期丰富多彩。 |

| 分析 | 合理的娱乐活动有利于放松身心、愉悦精神，从而刺激生长激素的分泌。而过度的娱乐，尤其是过度使用电子产品，反而会让孩子精神长时间处于亢奋状态，这不利于生长激素的分泌。 |

运动：总运动量少且不规律

| 上学 | 运动比较规律，如学校规定的体操、体育课等集体运动，一些孩子还有早晚定时运动的好习惯。 |

| 放假 | 平时规律性运动减少，孩子可能会长时间宅在家里处于缺乏运动的状态，也可能会有相对集中的"旅游式"集中运动，比如跟家人去爬山，去游乐场玩一天等。 |

| 分析 | 家长在假期要注意孩子的总运动量，除了要保证总运动量以外，还要注意规律运动。 |

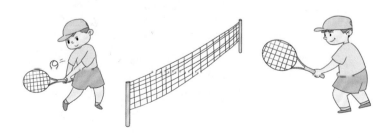

💧 饮食：三餐丰盛，热量过剩

上学	三餐定时，周末改善一下伙食，平时较少吃大量零食。
放假	饮食非常丰盛，除了家长做好吃的以外，还经常到外面吃饭。平时一些不健康的膨化食品、油炸食品、烧烤等也吃得较多。
分析	假期更容易出现饮食不当或过量导致的肥胖，孩子暴食、偏食、不定时饮食等不良饮食习惯在假期非常普遍。

假期本应该是助力孩子长高的宝贵时间，但却因为不规律的生活成了孩子长高的负累，所以在寒暑假来临之前，家长要引导孩子及早做好计划，通过规律生活、合理营养为长高提供必要条件。

💧 假日课程表：条目宜宽松，执行须严格

放假了，生活上肯定是以放松为主，所以家长没有必要把日常生活安排得比上学还严格。可以跟孩子一起制订一个相对宽松的假期计划，简单计划一下学习、运动、玩耍和睡觉的时间，并努力和孩子一起完成它。

与孩子一起制订计划，遵从孩子的意愿，做到劳逸结合，高效学习，快乐玩耍。

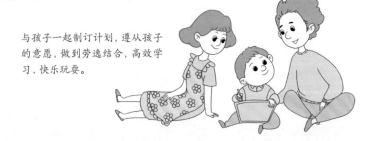

拒绝早到的身高终点，
挖掘剩余生长潜力

性早熟是指孩子提前出现性发育特征的异常现象，中枢性性早熟是性早熟的常见类型，不仅可使儿童出现第二性征，还可造成骨骼提前发育及骨骺提前闭合，从而影响其成年后的身高，部分人甚至无法达到遗传靶身高。研究发现，对于儿童中枢性性早熟，及早采取干预措施，可改善其剩余生长能力，减少性早熟对身高的影响。

越来越普遍的性早熟

随着生活环境的变化及饮食结构的改变，中枢性性早熟（CPP）或快速进展型青春期发生率呈逐年上升趋势，我国女童开始青春发育平均年龄为9.2岁，比30年前的12.5岁大幅度提前。研究者通过相关调查，在天津市某小学的小学生性早熟的检出率为0.87%，其中男生、女生检出率分别为0.29%、1.60%。这只是城市儿童性早熟发生率的一个缩影。根据相关数据，我国城市儿童性早熟发生率为4%~7%，农村则低于城市2~5个百分点。目前全世界儿童性早熟发生率也呈逐年增长的趋势。

为孩子争取更大的长高空间

引起足够重视

孩子到了八九岁，父母就要注意其是否有性早熟的情况，发现越早，进行干预越早，对孩子的身高和健康影响就越小。

及时找出原因

除了要及时排查饮食和环境等外部因素，父母一定要带孩子去医院做详细的检查，因为有些性早熟是由疾病引起的。

关注孩子的心理健康

性早熟的孩子通常会出现恐惧、焦虑等负面情绪，家长要多安慰引导，而不是把这个问题说得很严重，导致其心理负担持续加重。

在医生的建议下适当干预

性早熟发现及时，通过医疗的手段是可以控制的，可以将对身高的影响降到最低，如注射抑制性激素分泌的药物和联合使用生长激素等。

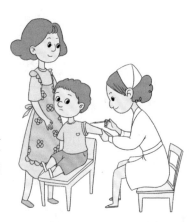

抑制性激素分泌药物一般采用皮下注射或肌肉注射的方式，注射后要定期检查，检测药物效果，及时发现问题。

🔥 警惕性早熟出现的异常信号

性早熟初期表现不典型，造成许多儿童延误治疗，严重影响生长发育和身心健康。性早熟的孩子在身高上也可能会出现突然的增长，身高远远超过周围同龄人，但1~2年后会停止长高，家长如果不做早期干预，这个身高也将成为孩子最终身高。因此家长要密切关注孩子的发育情况，及时发现问题，干预治疗。进一步分析发现，生长激素缺乏和肥胖可能是引起性早熟男童、女童身高差异的重要因素。孩子性早熟的预兆和标志是，在第一性征之外的第二性征提前发育。具体表现为：

男孩（9岁前）	长胡子、长腋毛、长阴毛、变声、睾丸和阴茎增大等
女孩（8岁前）	乳房发育、乳晕着色、长阴毛、长腋毛、外阴有分泌物、月经初潮等

🔥 真性性早熟、假性性早熟、不完全性性早熟

性早熟可以分为真性、假性以及两者之间的不完全性性早熟。大部分门诊看病的孩子都是不完全性性早熟，女孩为多，常常是因为短期内接触较多雌激素，本身又比较敏感，从而引起性征发育，及时就诊、治疗是可以痊愈的。假性性早熟原因比较明确，如肾上腺皮质增生、卵巢囊肿等导致性激素大量分泌。此外，由于外源性激素，如服用含激素的补品、使用含激素的化妆品等，也会导致孩子出现假性性早熟。真性性早熟又叫完全性性早熟，需要及时就医。

性早熟的类型需要由专业的医生进行判断，家长切忌讳疾忌医、盲目信任网络信息，而应及时到医院内分泌科就诊，咨询专科医生。

查明性早熟原因，
针对性调整是关键

孩子出现假性性早熟后，父母应该及时带孩子到医院就诊，查明原因，针对性地治疗。如果是外在因素所致的性早熟，只要阻断接触，比如停止进补、停止接触污染物，一段时间后症状就能消退。如果是内在因素，如21-羟化酶先天缺陷，则需要药物治疗，有些孩子可能还需要手术治疗。

研究者通过研究分析发现，居住于城市、每周看电子产品时间过长（大于28小时）、常看言情类影视剧、经常高蛋白饮食、经常食用滋补类食物、家庭不和睦及遗传因素等是影响儿童性早熟的重要原因。在儿童保健门诊中，此类儿童作为性早熟的重点筛查对象。

过早出现第二性征发育，如男孩9岁前长胡子，女孩8岁前月经初潮等，家长就要警惕，及时排查原因。

性早熟原因及改善措施

影响因素	原因	改善措施
饮食条件	高蛋白及高热量饮食儿童，其过多的热量可转变为脂肪，不仅可诱发儿童肥胖症，还可导致性早熟。因此，经常食用高蛋白或滋补类食物，均是儿童性早熟的危险因素	父母要及时纠正儿童的生活、饮食习惯，营养品或富含雌激素的补品，蟹黄、蟹膏、鸡皮、鸭皮等富含激素的食物要避免食用。另外，要鼓励孩子多进行户外运动，健康的生活方式也可以帮助其避免性早熟
心理和精神状态	家庭冲突可造成儿童心理负担，导致内分泌系统异常而引发性早熟，因此家庭关系不和睦是诱发性早熟的危险因素。每周看电子产品时间大于28小时、看言情类影视剧等，也可导致性早熟	保持良好的家庭氛围，让孩子少接触电子产品，一定要长时间使用的话需在家长的监督之下。现在很多软件里都有"青少年模式"，家长可以将孩子使用的软件都选择此模式。此外，在平时生活中，家长也要注意避免给孩子一些视觉、语言上的刺激，让孩子按龄成长
环境因素	一些洗涤剂、塑料制品、食物包装袋、一次性餐具、劣质玩具、油漆、香水等，有类雌激素作用，在体内可以蓄积，家长要尽量让孩子少接触	

缺少父母的关爱、家庭关系不和谐等因素可能使孩子自卑、自闭，进而使内分泌系统异常，导致性早熟。

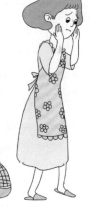

害怕孩子激素紊乱，更要注意均衡膳食

尽可能避免饮食单一

为了防止孩子出现性早熟，父母采取的最直接"对策"就是严格控制孩子的饮食，即"两个不能吃"，"这也不能吃"和"那也不能吃"。有一种说法：鸡肉和淡水鱼肉，生产者为了让其长得快，在饲料中大量添加雌激素，大豆本身就含雌激素，孩子吃了都会性早熟。实际上，饮食上预防性早熟的关键在于科学搭配，让孩子均衡合理的摄取营养，只要是质量合格的食物，孩子都可以适量食用。如果说哪些食物不能吃的话，油炸食品和各种保健品应避免食用。

适量喝豆浆不会引起性早熟

豆类中含有的植物异黄酮，如果大量摄取，确实可能会引起性早熟，但是这个量非常大。实际情况，大多数孩子平均一周也就喝两次豆浆，每次也就一杯，所以家长不必有性早熟的担忧。豆制品含有丰富的植物蛋白，有助于孩子生长发育，少量摄取植物异黄酮还有助于增加骨密度，对孩子健康长高有益处。孩子吃豆制品也要遵循多种、轮换的原则，绿豆、黄豆、黑豆、红豆等，都可以换着给孩子吃。

保健品的"催熟"作用不可小视

有些家长会给孩子吃各种保健品：长高的、益智的、提高抵抗力的……保健品中往往含有雌激素或其他激素类物质，会直接导致孩子性早熟或使孩子体内激素分泌失衡导致性早熟。还有某些疾病，或外源性的污染，不仅会导致孩子性早熟，还可能引发其他更严重的健康问题。

🔥 把控信息纯净度，为孩子守好"触屏世界"的门

如今是信息大爆炸的时代，孩子也能轻易地接收各式各样的信息，孩子接触过多的性信息，心理、感官的过多刺激，也可能导致性早熟。

城市及发达地区的医疗资源相对丰富，受信息接触、文化水平等因素影响，对儿童生长发育保健的认知水平较高，家长有帮忙孩子进行生长发育评估的意识，其性早熟检出率较高。电视及电子产品的光照可降低褪黑素水平，使其对性腺的抑制作用减弱，易导致性早熟的发生。此外儿童经常观看言情类电视剧，也可刺激垂体分泌促黄体生成素、促卵泡激素等，诱发性早熟。

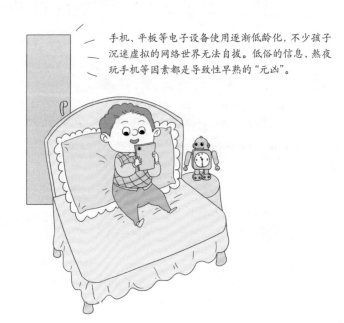

手机、平板等电子设备使用逐渐低龄化，不少孩子沉迷虚拟的网络世界无法自拔。低俗的信息、熬夜玩手机等因素都是导致性早熟的"元凶"。

减缓骨龄，
性激素抑制剂该用还得用

孩子出现性早熟，很多家长都希望采用食疗、运动、精神调养等方式进行干预，想尽量不采取药物治疗，就算使用药物也尽量用中药，生怕因为治疗而影响孩子成年以后的身体健康。对于性早熟的孩子，医生经过专业评估，若建议使用性激素抑制剂，那还是得使用，而且一般而言使用越早效果越好。

性激素抑制剂预防女孩过早出现月经

月经初潮过早，不仅对女孩的心理上造成压力，将来发生乳腺癌和其他生殖系统疾病的概率也会大大增加。使用性激素抑制剂，可以预防女孩过早出现月经初潮，保护孩子心理和生理上的健康。很多家长对孩子的身高问题非常重视，就想到了利用延迟初潮来延长女孩长个儿的时间。对此，建议"未雨绸缪"的家长一定要到正规医院咨询，根据孩子的身体发育状况和身体其他方面的具体条件来决定治疗方案。如果医生评估预测孩子的终身高是正常的，那就没必要采取这种"推迟术"了。

🔥 性激素抑制剂和生长激素联合使用

孩子一旦进入青春期，骨骺的闭合就开始启动了，等到青春期结束，骨骺接近闭合，那就再也没有药物能让身高增加了。在此之前使用性激素抑制剂减缓骨龄增长的速度，可以最大可能的达到正常的成年身高。

根据孩子的具体情况，性激素抑制剂可以和生长激素同时使用，以期在孩子长高的最终冲刺阶段达到理想的身高。当然，最终的治疗方案必须由专业的医生进行严格的检查、评估后决定，尽量在没有风险的情况下，进行相应的综合治疗，而且要进行定期随访，确保治疗的安全、有效。

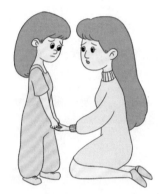

积极引导孩子正确面对自己身体的发育与变化，安抚孩子的情绪，避免出现过度焦虑。

🔘 女孩来月经还会不会长个儿

很多人认为女孩出现月经，男孩开始变声或遗精，就意味着青春期结束，身高不会再有增长。女孩子出现初潮确实是青春后期的标志，这也提示孩子的身高增长已经"登顶"，此后生长进入减速期，以后1~3年身高生长就停止了。在此期间，身高也只能再长4~7厘米。具体情况则会因人而异。

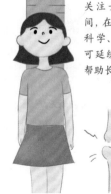

关注女孩初潮时间，在月经来临前科学、及时干预，可延缓骨骺闭合，帮助长高。

🌿 在生长板闭合前开挖长高潜能

生长板是控制人体生长的重要部位。女孩月经来潮意味着体内雌激素水平升高,而雌激素水平的升高,会促进生长板的闭合,让生长板老化,导致生长潜力受损。

身高增长是有时效性的,干预更是要及时。在孩子青春期之前干预,效果最好,青春期初期,家长注重对孩子的身高管理,做好营养、运动等各方面的调整,是可以促进孩子身高增长的;如果等到女孩月经来潮之后,此时干预虽然不能说完全没有效果,但往往事倍功半。

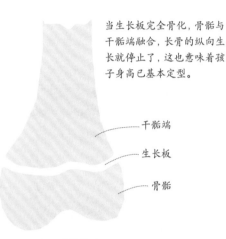

当生长板完全骨化,骨骺与干骺端融合,长骨的纵向生长就停止了,这也意味着孩子身高已基本定型。

干骺端

生长板

骨骺

骨骼结构简图

专家说

女孩来月经时身高未到 150 厘米应及时就诊

按照统计数据来看,初潮后的女孩,身高依然能长4-7厘米。如果孩子此时的身高不到150厘米,家长应引起充分的重视,并及时到身高门诊请医生做专业的评估。医生会根据孩子的具体情况,检查孩子的骨龄、生长激素分泌水平等,预测孩子的身高增长空间。

区分孩子是矮小还是晚长，了解体质性发育延迟

女孩到了13岁，男孩到了14岁依然没有青春发育的迹象，有可能是体质性发育迟，俗称晚长。笔者通过临床观察以及长期随访发现，这些晚长的孩子完全可以实现身高追赶，也就是传说中的"二十三，蹿一蹿"，但前提是要区分孩子究竟是"矮小"还是"晚长"，此外，还要排除一些性腺发育异常疾病。

晚长有一定的遗传因素

孩子临近青春期，个子就是不见长，有些家长会很焦虑，也有些家长很淡定，他们觉得自己二十来岁还是能够长高的，孩子也会这样。如果孩子做了系统的检查，排除了疾病因素，医生也考虑孩子是体质性发育延迟，那家长可以回忆一下，自己青少年时期是不是也有晚长的情况。因为晚长确实会受遗传因素的影响，也与个人的体质有关，这种情况不一定会影响孩子的终身高。

🌢 晚长型孩子完全可以实现身高追赶

家长可以带孩子做一下骨龄检查，如果孩子的骨龄跟他目前的身高是相对应的，身高也在正常范围内，那就暂时不需要进行特殊的治疗，只需要进行密切的观察监测，鼓励孩子多运动，到了青春期的"猛长阶段"，他的身高自然就能实现追赶。

🌢 "早长型"孩子多，"晚长型"孩子少

孩子的发育参差不齐，身高差别就会显现，有些孩子在班内逐渐变得"偏矮"，家长就会想着让老师"调位置"。但当老师建议家长去身高门诊咨询，寻找孩子"晚长"的原因时，家长却迟迟不行动，相信"再等等就长开了"。

孩子如今的营养环境是大鱼大肉、各种营养品和零食泛滥，这与以往缺衣少食的年代大不相同。物资匮乏的年代，才会出现孩子骨龄相对落后年龄的情况，现在的孩子却是提早发育、骨龄提前的情况居多。在孩子身高不理想的时候，家长千万不要抱着侥幸心理，等到孩子骨骺即将闭合，再想干预为时已晚。

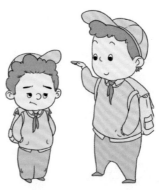

在与同龄孩子的比较中，如果孩子总是偏矮，家长一定要充分重视，及时带孩子到医院做骨龄及相关检查，越早干预效果越好。

🌸 "二十三，蹿一蹿"？千万别抱有侥幸

俗语说"二十三，蹿一蹿"，尤其是对20世纪70年代之前的人来说，这种说法似乎更普遍。究其原因，是因为那个时代物质生活匮乏，造成很多人性发育迟缓，骨龄偏小，所以青春期相对后延。如今的孩子，发育整体趋势是偏早的，意味着最终身高确定也早。孩子身高增长的"终点"标志就是骨骺闭合，但是青春期的生长曲线是有峰值的，达到最快以后，生长速度就会降低。所以，即便骨骺没有闭合，孩子16岁以后，身高还明显增加的例子很少。一般来说，女孩骨骺完全闭合的时间是14~16岁，男孩是16~18岁。

"二十三，蹿一蹿"的现象如今也是有的。但是极少有骨龄较实际年龄落后很多的孩子。所以关注孩子的最终身高，青春期是最重要也是最后的机会。家长千万不要把希望寄托于"二十三，蹿一蹿"这种概率极低的情况，如果男孩到了青春发育年龄，但身高较同龄明显偏矮，甚至低于身高百分位曲线表（详见附录）3个百分位的时候，就应该去医院做检查，通过专业诊断来判断是不是需要进行治疗干预。

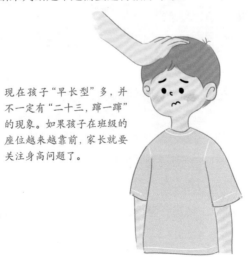

现在孩子"早长型"多，并不一定有"二十三，蹿一蹿"的现象。如果孩子在班级的座位越来越靠前，家长就要关注身高问题了。

🔹 定期评估，让孩子按龄生长

孩子进入幼儿园、小学之后，除了常规的体检之外，家长也要为孩子做好定期生长监测，如果发现孩子有任何发育征象，不管是正常发育还是提早发育，都应该及时到门诊咨询一下，如果医生建议做骨龄检查等，也应该积极配合，这样才能较好地了解孩子的生长趋势，判断是否要采取干预措施。

倘若发现自己的孩子有以下情况，那么孩子存在矮小的可能性就很大，建议家长要引起重视。

矮小症的评估标准

1.对照儿童生长发育曲线，身高处在同年龄同性别、正常健康儿童生长曲线第三百分位线以下或是低于平均值减2个标准差

2.孩子在班级总坐第一排或排队总在前三排，在班级同学中身高倒数1~3名

3.同胞哥哥或姐姐身材矮小

4.家长或直系亲属中有矮小症

🔹 长速迟缓不能等，一定要及时就诊

如果生活方式已经努力改善了，但孩子还是长得慢，那就要及时到专业的医院就诊。在如今普遍发育年龄偏早的情况下，千万不要再抱着"二十三，蹿一蹿"的心态。总之，如果女孩到13岁，男孩到14岁还没有出现明显长高的情况，一定要带孩子到医院进行系统检查，确认是否需要进行身高干预。

肥胖会按下长高的暂停键，
均衡营养来重启

肥胖除了增加健康风险以外，也会导致雌激素增加，骨龄增长加速。有很多这种情况：孩子特别能吃，长得又胖又高，但是过了一段时间身高的增加速度就会放缓，被其他同龄孩子超越。主要的原因就是肥胖患儿的骨龄增长一般都早于实际年龄。

让"小胖子"瘦下来，让骨龄慢慢长

儿童肥胖已经成为影响孩子健康和身高的重要因素。营养不良不但指营养摄取不足，也指营养摄取过量，"小胖子"也是另一种形式的营养不良。一般情况下，孩子的体脂率在15%以下时，骨龄的增长速度超过实际年龄的情况就比较少了。所以要想长得高，不是吃得越多，吃得越胖就越好。除了几种关键营养要重点补充以外，均衡营养不仅是长高的关键，也是孩子健康的基础。不同阶段如何满足孩子对各种营养素和微量元素的需求，合理搭配饮食，是父母应该一直关注和坚持的，也要让孩子从小明白，好吃的并不是吃得越多越好。

发育正常与肥胖症儿童骨龄的对比

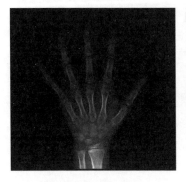

男孩,发育正常
年龄:7岁2个月(7.2岁)
骨龄:7.4岁

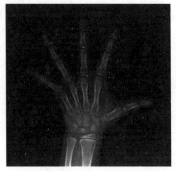

女孩,发育正常
年龄:7岁9个月(7.8岁)
骨龄:7.7岁

> 正常发育的孩子指关节、腕骨、桡骨侧和尺骨侧的骨头中缝隙较大,长高的空间也大。

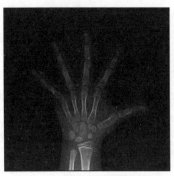

男孩,肥胖症
年龄:7岁7个月(7.6岁),
骨龄:9.9岁(骨龄提前)

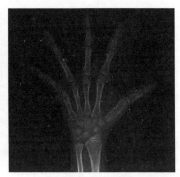

女孩,肥胖症
年龄:7岁9个月(7.8岁)
骨龄:10.0岁(骨龄提前)

> 患有肥胖症的孩子指关节、腕骨、桡骨侧和尺骨侧的骨头缝隙较小,长高空间受限。

(医学研究杂志2022年9月第51卷第9期)

科学控制孩子体重，不可粗暴节食减肥

既然肥胖已经成为威胁孩子的重要健康隐患，那么已经胖起来的孩子需要节食减肥吗？除非孩子的肥胖已经导致严重的健康问题，医生建议必须迅速减重。其他情况，孩子都不要通过过度节食，甚至断食、使用减肥产品等方式来减肥。

孩子的发育长高、学习运动都需要充足的营养，其中的绝大部分来自于每天摄取的食物，消耗那些超出的体重并不足以转化成生长所需的营养。如果过分节食甚至断食，会导致营养摄取不足，将严重影响孩子长高。家长正确的做法是：一边保证营养供应，一边通过监督指导孩子通过合理作息、加强运动、规律饮食来控制和慢慢减轻体重。

不可 "为美" 节食，青春期营养不良危害大

青春期的孩子自我意识进一步加强，女孩会十分在意自己的身材问题。女孩来月经时，身体需要的能量会更多，如果这个时候刻意 "节食"，会造成营养不良。面对这样的问题，家长不要急着催促孩子 "多吃点"，应该采取沟通并监督的方式，先消除孩子的 "身材焦虑"，再鼓励其规律地吃饭。

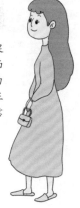

青春期以补充营养，促进发育为主要目标，而不是盲目追求 "以瘦为美"。女孩如果体重在正常范围内，则不需要刻意减重。

特发性矮小症（ISS）的改善方案

特发性矮小症实质上是一组目前病因未明确的矮小疾病的总称，在矮小患儿中占比一半以上。这些孩子除了个头不高，没有其他明显问题，至少按目前的实验室化验条件，没有发现明确致病因素。在临床上，特发性矮小症的孩子都具有偏慢的生长速度，多数孩子内心比较自卑，不愿进行与人交流等社会活动，对孩子的身心健康造成了严重的影响。

特发性矮小症的孩子容易有心理障碍

特发性矮小症是目前常见的一种儿童矮小症类型，属于原因未明的疾病，临床多无生长激素缺乏或显著进行性病理变化，也是目前儿童生长迟缓的常见病因。此类患儿出生时一般身高、体质量均正常，且在相似的生活环境下，该类患儿的生长速率较慢，其身高与同年龄、同性别儿童相比会下降两个标准差，若未能及时接受有效治疗，则易出现各种心理障碍，如内向、社交退缩、情绪不稳等。

🌸 生长激素是治疗特发性矮小症唯一肯定有效的药物

特发性矮小症是排他性诊断，在诊断过程中医生会根据患者的病史、家族史、临床表现、体格检查、实验室检查等排除其他导致矮小的原因。很多研究得出结论，生长激素具有促进长骨生长的作用，长期使用可以改善孩子的终身高。目前，西医上把特发性矮小症列为生长激素治疗的适应症，内分泌专科医生按照患儿具体情况进行治疗。

🌸 生长激素配合维生素D，效果更好

特发性矮小症可以通过改善患儿饮食，补充钙、维生素等营养素，强化体育锻炼来缓解患儿的临床症状，但其见效较慢。临床上治疗一般是给予生长激素加速生长速度，同时可以配合维生素D联合治疗，效果可能会更好。

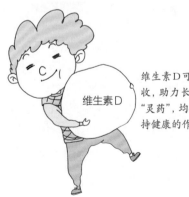

维生素D可以促进人体对钙的吸收，助力长高。但不要把补剂当"灵药"，均衡饮食、适当运动、保持健康的作息才是长高的关键。

越来越被认可的适龄化心身护理

适龄化心身护理是一种较为新兴的干预方式，其主要是通过适龄化生理、心理护理措施，以改善患儿心理、生理健康状况，进而赋予患儿治疗信心，改善患儿各项不良情绪，提高护理效果。而重组人生长激素治疗联合适龄化心身护理，在儿童特发性矮小症中的应用效果，可以为临床治疗寻找出更为有效的方案。

专家说

远离催熟不长高的"增高偏方"

"增高偏方"的效果及质量基本都没有经过严格验证和检查。由于许多家长缺乏对孩子生长发育的正确认识，盲目让孩子食用"增高偏方"，易导致孩子性早熟及骨骺提前闭合，不再长高。

父母的激励是孩子健康成长的"良药"

在特发性矮小症患儿的治疗期，父母适当合宜的心理护理必不可缺。对孩子来说，外在的变化让其"与众不同"，而这种与众不同可能会引来其他同龄人的异样眼光或议论，孩子的心理健康很容易就因此受到影响。父母对孩子优点的及时、有效捕捉，特别是并不惹人注目的微小优点，会使孩子的内心更强韧。孩子学会肯定自我，正视身高弱点，会更积极配合家长、医生寻求治疗。

表扬要及时，不要遗漏细微的进步

当父母以友善的言辞、积极的态度、肯定的语气指出孩子的优点加以表扬，如对整理书桌等做出正向肯定，或者对今日哭闹次数少于前几日等提出表扬。捕捉孩子具象化的积极行为并做出正性激励，孩子会更清楚哪些行为是值得肯定的，精神状态也会越来越有自信。

批评要适当，千万不能对孩子冷嘲热讽

不论是出于什么原因，家长都不能因此嘲讽孩子，打击孩子的心灵。否则，孩子可能因此留下心理阴影，或心理产生扭曲，后患无穷。童年遭受的心理创伤，极有可能延续到成年，孩子长大后更容易成为一个敏感多疑、缺乏安全感的人。

经常沟通，不让孩子孤单成长

特发性矮小症的孩子在学校可能会受到同学的奚落或被孤立，会产生自卑心理，不敢告诉老师也不敢告诉父母。家长不可把"无声"当"无事"，要密切关注孩子的情绪变化和精神状态。如果孩子回家后总是闷闷不乐，或有心事的样子，家长要主动与孩子沟通，帮他放松身心压力。

与班主任合作，帮助孩子健康成长

家长单方面做疏导工作可能还有不足，毕竟孩子在学校度过的时间更多，因此家长还需积极与班主任联系，关注孩子的在校情况，一起助力孩子健康成长。

鼓励孩子进行体育活动

家长可以通过鼓励孩子进行体育活动，参加体育竞赛等，来转移孩子的注意力，同时促进孩子的心理健康发展。

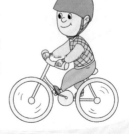

及早排查影响孩子生长发育的其他疾病

大脑–下丘脑–垂体组成的一个完整的神经内分泌功能系统,垂体前叶会分泌生长激素(hGH)、催乳素(PRL)、促甲状腺激素(TSH)、促肾上腺皮质激素(ACTH)、促卵泡激素(FSH)和促黄体生成素(LH)。其中 GH、TSH 是影响身高增长的主要激素,而 FSH、LH 作为促性腺激素是青春期身高增长的影响因素。垂体发育异常、垂体功能低下等均会影响生长相关激素的分泌代谢,导致孩子长高受阻。

内分泌疾病

人体在生长、发育、生殖、代谢等许多方面都受到内分泌激素的调节,内分泌失调会导致很多疾病。

甲状腺是人体最大的内分泌腺体。新生儿出生后足根血筛查中的 TSH 高低可以反映甲状腺功能。甲状腺激素减退症可引起矮小,孩子可出现淡漠、毛发稀疏、哭声低、生长发育迟缓、智力受损、便秘等,新生儿时期尽早治疗的话,身高和智力损害是可以避免的。

🌿 骨骼系统疾病

身高的增长其实就是骨骼的生长，如果骨骼出现问题，身高肯定会受到影响。绝大多数脊柱侧弯都是因为孩子坐姿不正确导致的，轻者进行物理矫正即可，严重的则需要手术治疗。软骨发育不良的孩子外表看起来就很奇怪，大脑袋、小四肢、胸廓畸形等。一些骨骺先天发育不良、脊柱畸形、侏儒症或骨骼系统遗传病在临床上可表现为身材矮小。

脊柱侧弯"六步筛查法"图解

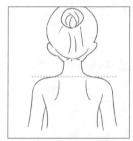

第一步：看孩子的两肩是否等高。

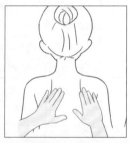

第二步：用手摸一摸孩子背部的肩胛骨，看有没有一侧肩胛骨凸起。

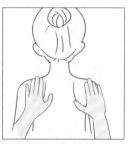

第三步：用手摸一摸孩子背部的肩胛骨，看两块肩胛骨最下端是否等高。

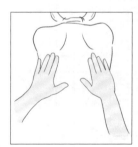

第四步：让孩子双手合十，自然弯腰，触摸并对比孩子的双侧背部是否有隆起，是否对称。

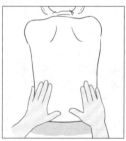

第五步：触摸并对比孩子的双侧腰部是否有隆起，是否对称。

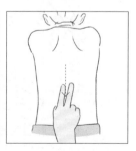

第六步：用中指和食指夹着脊柱突划下来，看是否能划出正常的直线。

附录

中国2~18岁男孩身高、体重百分位曲线

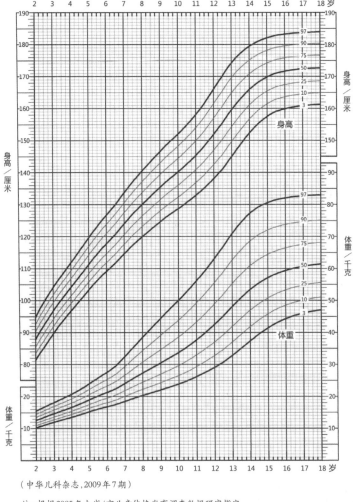

（中华儿科杂志，2009年7期）

注：根据2005年九省/市儿童体格发育调查数据研究指定。

中国2~18岁女孩身高、体重百分位曲线

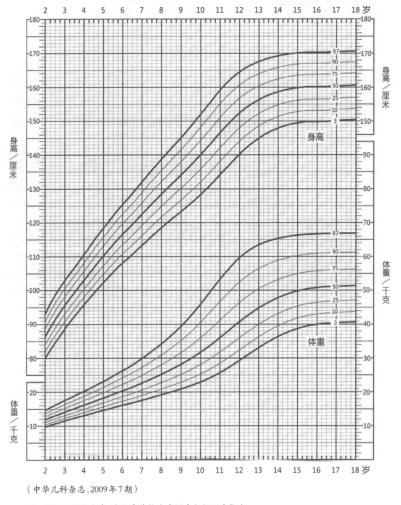

（中华儿科杂志，2009年7期）

注：根据2005年九省/市儿童体格发育调查数据研究指定。

中国学龄前儿童平衡膳食宝塔

	2~3岁	4~5岁
盐	<2克	<3克
油	10~20克	20~25克
奶及奶制品	350~500克	350~500克
大豆（适当加工）	5~15克	15~20克
坚果（适当加工）	5~15克	适量
蛋类	50克	50克
畜禽肉鱼类	50~75克	50~75克
蔬菜类	100~200克	150~300克
水果类	100~200克	150~250克
谷类	75~125克	100~150克
薯类	适量	适量
水	600~700毫升	700~800毫升

○ 认识食物，爱惜食物
○ 合理烹调
○ 培养良好饮食习惯
○ 每日饮奶
○ 奶类，水果做加餐
○ 足量饮水，少喝含糖饮料
○ 经常户外运动
○ 定期测量体重和身高

《中国居民膳食指南（2022）》

中国6~17岁孩子平衡膳食宝塔

	6-10岁	11-13岁	14-17岁
盐	<4克/天	<5克/天	<5克/天
油	20~25克/天	25~30克/天	25~30克/天
奶及奶制品	300克/天	300克/天	300克/天
大豆	105克/周	105克/周	105~175克/周
坚果	50克/周	50~70克/周	50~70克/周
畜禽肉	40克/天	50克/天	50~75克/天
水产类	40克/天	50克/天	50~75克/天
蛋类	25~40克/天	40~50克/天	50克/天
蔬菜类	300克/天	400~450克/天	450~500克/天
水果类	150~200/天	200~300/天	300~350/天
谷类	150~200克/天	225~250克/天	250~300克/天
—全谷物和杂豆	30~70克/天	30~70克/天	50~100克/天
薯类	25~50克/天	25~50克/天	50~100克/天
水	800~1000毫升/天	1100~1300毫升/天	1200~1400毫升/天

《中国居民膳食指南（2022）》

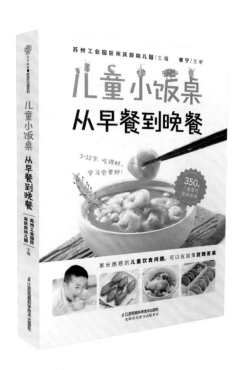

《儿童小饭桌：从早餐到晚餐》

定价：46.00元

精选350道好吃又营养的早中晚餐，再也不用为孩子吃饭发愁。3~12岁吃得好，才能学习好、身体棒！

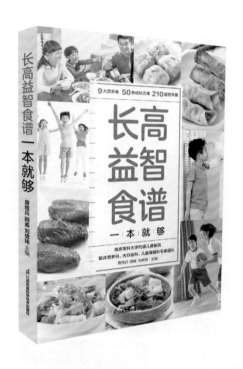

《长高益智食谱一本就够》

定价: 39.80元

3~16岁长高食谱全书,50条身高管理方法,
210道儿童营养餐,孩子的自信人生,从餐桌开始。

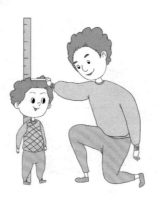